Eletrocardiograma
ao alcance de todos

INSTITUTO PHORTE EDUCAÇÃO
PHORTE EDITORA

Diretor-Presidente
Fabio Mazzonetto

Diretora Financeira
Vânia M. V. Mazzonetto

Editor-Executivo
Fabio Mazzonetto

Diretora Administrativa
Elizabeth Toscanelli

CONSELHO EDITORIAL

Educação Física
Francisco Navarro
José Irineu Gorla
Paulo Roberto de Oliveira
Reury Frank Bacurau
Roberto Simão
Sandra Matsudo

Educação
Marcos Neira
Neli Garcia

Fisioterapia
Paulo Valle

Nutrição
Vanessa Coutinho

3ª edição

Eletrocardiograma ao alcance de todos

Dr. José Luiz Ferreira dos Santos

Revisão técnica
Prof. Dr. Antonio Carlos Assumpção

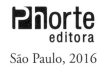

São Paulo, 2016

Eletrocardiograma ao alcance de todos
Copyright © 2016 by Phorte Editora

Rua Rui Barbosa, 408
Bela Vista – São Paulo – SP
CEP: 01326-010
Tel/fax: (11) 3141-1033
Site: www.phorte.com.br
E-mail: phorte@phorte.com.br

      Nenhuma parte deste livro pode ser reproduzida ou transmitida de qualquer forma ou por qualquer meio, sem autorização prévia por escrito da Phorte Editora Ltda.

CIP-BRASIL. CATALOGAÇÃO NA PUBLICAÇÃO
SINDICATO NACIONAL DOS EDITORES DE LIVROS, RJ

S234e

Santos, José Luiz Ferreira dos
    Eletrocardiograma ao alcance de todos / José Luiz Ferreira dos Santos. – [3. ed]. – São Paulo : Phorte, 2016.
    176 p. : il. ; 22 cm.

    Inclui bibliografia
    ISBN 978-85-7655-545-2

    1. Eletrocardiograma. I. Título.

14-15570   CDD: 616.1207547
                    CDU: 616.12-073.73

ph1596.3

    Este livro foi avaliado e aprovado pelo Conselho Editorial da Phorte Editora.

Impresso no Brasil
Printed in Brazil

Dedico este trabalho aos meus familiares:
à minha esposa, Elza Santos, e aos meus filhos,
Luiz Paulo, Luiz Henrique e Luiz Pedro, pela
compreensão de abdicarem da minha companhia
em muitos momentos e também pelo carinho
e pelo incentivo que continuamente dão a mim.
Dedico aos meus pais, Luiz Ferreira e Geralda Ferreira,
que, apesar de já terem deixado esta vida, continuam
a educar-me pelos exemplos que foram.

Apresentação

O eletrocardiograma, apesar dos grandes avanços tecnológicos na investigação de doenças cardíacas, continua sendo um exame de extrema utilidade na avaliação cardiológica.

O ECG, abreviação pelo qual é conhecido, possibilita profundas informações do desempenho do coração, de maneira rápida, sem riscos ao paciente e a custo acessível a todos.

O objetivo não é formar nenhum eletrocardiografista, já que as noções deste manual são básicas e, para se tornar um exímio conhecedor do método, são necessários muito estudo, dedicação e tempo de convivência com o método.

Ao escrever este manual, o objetivo foi procurar apresentar de maneira simples a interpretação do ECG, para que todos os interessados possam agregar conhecimentos sobre esse importante exame.

Sumário

Introdução 15

Parte 1: Conceitos básicos

1. Anatomia cardíaca 19

1.1   Estruturas cardíacas 19
1.2   Anatomia do sistema de condução 20

2. Atividade elétrica cardíaca 21

2.1   Formação da atividade elétrica cardíaca 21
2.2   Condução da atividade elétrica cardíaca 21

3. Registros do ECG 23

3.1   Planos frontal e horizontal 23
3.2   Derivações eletrocardiográficas 24
3.2.1   Plano frontal 25
3.2.2   Plano horizontal 27
3.3   Papel para registro 28
3.4   Topografia 29

4. Representação eletrocardiográfica da despolarização 31

4.1   Contração cardíaca 31
4.1.1   Sequência da despolarização cardíaca 33

4.2	Representação eletrocardiográfica da despolarização	34
4.2.1	Eixo: conceito	34
4.2.2	Atrial: onda P	36
4.2.3	Intervalo PR	37
4.2.4	Ventricular – complexo QRS	37

5. Repolarização ventricular 39

Parte 2: ECC Normal

6. Critérios de normalidade 43

6.1	Identificação, idade e sexo	44
6.2	Ritmo e frequência	44
6.2.1	Ritmo cardíaco	44
6.2.2	Frequência cardíaca	44
6.3	Onda P, complexo QRS e onda T	45
6.4	Os intervalos	47
6.4.1	Intervalo PR	47
6.4.2	Segmento ST	47
6.4.3	Intervalo QT	48
6.5	Inscrição do QRS nos planos frontal e horizontal	48
6.5.1	Inscrição no plano frontal	48
6.5.2	Inscrição no plano horizontal	52
6.6	Exercício: análise de um ECG	54
6.7	Conclusão	55

Parte 3: ECC nas alterações

7. Sobrecargas das câmaras cardíacas 59

7.1	Sobrecargas atriais	60
7.1.1	Sobrecarga do átrio direito	60
7.1.2	Sobrecarga do átrio esquerdo	61
7.2	Sobrecarga ventricular direita e esquerda	63
7.2.1	Critérios diagnósticos da sobrecarga do ventrículo esquerdo	63

8. Bloqueios de ramos (ou fasciculares) 67

8.1	Bloqueios de ramos	68
8.2	Bloqueios divisionais	69
8.3	Distúrbio de condução do estímulo	71

9. Eletrofisiologia 75

9.1	Conceitos	75
9.2	Potencial de repouso transmembrana	76
9.3	Ativação celular	76
9.4	Período refratário	80
9.5	Mecanismos de formação das arritmias	80
9.5.1	Distúrbios da formação do impulso	81
9.5.2	Distúrbios na condução do impulso (reentrada)	82
9.5.3	Distúrbios simultâneos da formação e da condução do impulso	83
9.5.4	Arritmias cardíacas	83

10. Bloqueios atrioventriculares 85

10.1	Definição	85
10.2	Classificação	85
10.2.1	Classificação eletrocardiográfica	86
10.2.2	Classificação anatômica	86
10.2.3	Classificação eletrocardiográfica dos bloqueios AV	86

11. Arritmias 91

11.1	Classificação	91
11.1.1	Distúrbios da formação do impulso	92
11.1.2	Distúrbios na condução do impulso (reentrada)	92
11.1.3	Distúrbios simultâneos da formação e da condução do impulso	93
11.2	Bradicardia	93
11.3	Taquicardia	93
11.3.1	Classificação da taquicardia	94
11.3.2	Taquicardia com QRS estreito	95
11.3.3	Taquicardia com QRS largo	99

11.4 Extrassístoles 105
11.4.1 Extrassístole supraventricular 105
11.4.2 Extrassístole ventricular 107

12. Eletrocardiograma nos distúrbios eletrolíticos 113

12.1 Potássio (K) 113
12.1.1 Hiperpotassemia 114
12.1.2 Hipopotassemia 115
12.2 Cálcio (Ca) 116
12.2.1 Hipercalcemia 117
12.2.2 Hipocalcemia 117

13. Infarto agudo do miocárdio 119

13.1 Isquemia 120
13.2 Lesão 120
13.3 Necrose 121
13.3.1 Onda T 123
13.4 Localizações do IAM no ventrículo esquerdo 125

14. Parada cardíaca 129

15. Marca-passo 131

15.1 Definição 131
15.2 Constituição 131
15.3 Funcionamento 131
15.3.1 Códigos das letras 132
15.4 Histerese 133
15.5 Função antitaquicardia 133

16. Estudo eletrofisiológico 135

16.1 Ablação por radiofrequência 136

Parte 4: Aplicação prática

Exercícios 139

Referências 169

Glossário 171

Introdução

O eletrocardiograma foi inventado por Willem Einthoven, médico de origem holandesa, que recebeu o Prêmio Nobel de Medicina em 1924.

Durante a atividade cardíaca, as correntes elétricas disseminam-se pelos tecidos do coração, e uma pequena proporção delas também se propaga, alcançando a superfície do corpo do indivíduo. Esses fenômenos elétricos que refletem a ação do músculo cardíaco podem ser registrados.

O registro elétrico cardíaco é denominado *eletrocardiograma* e é efetuado pelo equipamento chamado *eletrocardiógrafo*, um galvanômetro (registrador da diferença de potencial elétrico entre as duas regiões sobre as quais foram aplicados os eletrodos), que possibilita os registros dos fenômenos elétricos cardíacos.

Prezado(a) leitor(a),

Por meio deste código, você terá acesso aos eletrocardiogramas apresentados neste livro em versão digital.

Para acessá-los, tenha em mãos um *smartphone* com aplicativo para leitura de QR Code e esteja conectado à internet.

O material poderá ser acessado também pelo *link* <http://www.phorte.com.br/eletrocardiograma.pdf>.

Boa leitura.

Parte 1

Conceitos
básicos

1
Anatomia cardíaca

1.1 Estruturas cardíacas

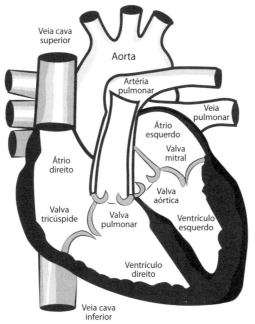

Figura 1.1 – Estrutura do coração.

O coração é formado por quatro cavidades: átrios direito e esquerdo, ventrículos direito e esquerdo e quatro valvas:

- *Mitral*: localizada entre o átrio e o ventrículo esquerdos.
- *Tricúspide*: localizada entre o átrio e o ventrículo direitos.
- *Aórtica*: localizada na via de saída do ventrículo esquerdo.
- *Pulmonar*: localizada na via de saída do ventrículo direito.

1.2 Anatomia do sistema de condução

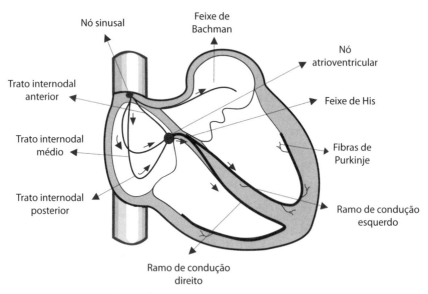

Figura 1.2 – Sistema de condução.

O sistema de condução é formado por:

- nó sinusal (NSA);
- nó atrioventricular (NAV);
- ramo de condução direito (RD);
- ramo de condução esquerdo (RE);
- fibras de His-Purkinje.

2

Atividade elétrica cardíaca

2.1 Formação da atividade elétrica cardíaca

O estímulo para o coração bater se origina normalmente no nó sinusal (NSA), estabelecendo uma frequência cardíaca (FC) entre 50 e 100 batimentos por minuto (bpm).

O estímulo pode se originar de outras regiões do coração:

- *Nó atrioventricular (NAV)*: é capaz de formar impulsos com frequências em torno de 50 bpm.
- *Sistema His-Purkinje*: é capaz de formar impulsos com frequência em torno de 35 bpm.

2.2 Condução da atividade elétrica cardíaca

O NSA, localizado na junção da veia cava superior com o átrio direito, gera impulsos, ativando inicialmente o átrio direito e depois o átrio esquerdo. Na sequência, atinge o NAV e depois alcança os ventrículos.

Inicialmente, ativa a porção septal, depois as paredes livres e, por fim, ativa as porções basais dos ventrículos.

Quadro 2.1 – Sequência de ativação atrioventricular

	Ativação cardíaca: sequência	Correspondência no ECG
1	Átrio direito	Onda P (1ª porção)
2	Átrio esquerdo	Onda P (2ª porção)
3	NAV	Segmento PR
4	Ativação septal (Q)	Porção inicial do QRS
5	Ativação das paredes livres (R)	Porção média do QRS
6	Ativação das paredes basais (S)	Porção final do QRS

Gráfico 2.1 – Representação eletrocardiográfica da atividade elétrica do coração

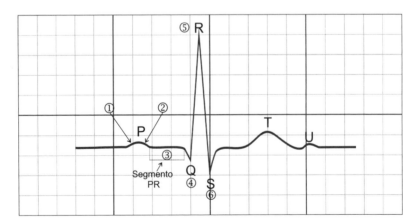

Onda T – Repolarização dos ventrículos (representa recuperação e não ativação).

Onda U – Pequena deflexão após a onda T (representa provavelmente recuperação e não ativação).

3
Registros do ECG

3.1 Planos frontal e horizontal

O desempenho do coração, analisado pelo ECG, é feito registrando-se em um papel adequado suas atividades elétricas por um aparelho específico denominado *eletrocardiograma*. Os registros da contração atrial (onda P), da condução pelo nó AV, da contração ventricular (complexo QRS), da recuperação ventricular (onda T) e possíveis anormalidades são feitos e projetados em dois planos mundialmente convencionados: *plano frontal* e *plano transversal (horizontal)*.

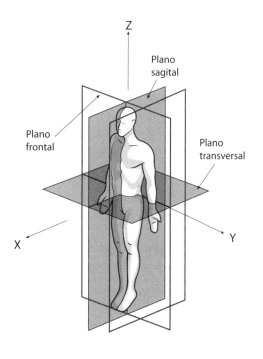

FIGURA 3.1 – Possíveis projeções do coração nos planos frontal, transversal (horizontal) e sagital. Na eletrocardiografia, utilizam-se os planos: frontal e transversal (horizontal).

3.2 Derivações eletrocardiográficas

Denomina-se *derivação* uma linha que une dois eletrodos. Na realidade, uma derivação corresponde ao registro por um eletrodo, posicionado em qualquer ponto do corpo.

Na prática clínica, são feitos 12 registros no eletrocardiograma, obviamente utilizando 12 posições diferentes dos eletrodos; assim, obtêm-se 12 deflexões diferentes registradas nos planos.

Para exploração eletrocardiográfica, existem dois tipos de derivações:

- *Unipolares*: quando o registro se faz por um eletrodo explorador. São derivações quando o potencial na superfície corporal é medido com um só eletrodo, mantendo-se o outro terminal eletrocardiográfico no potencial baixo do aparelho (próximo de zero). Habitualmente, são designadas na clínica diária de derivações V.
- *Bipolares*: quando o registro se faz por dois eletrodos situados à mesma distância do coração. São derivações que medem a diferença de potencial entre dois pontos da superfície corporal. São ditas assim porque os dois eletrodos são exploradores, aplicados sobre regiões nas quais terminam as correntes elétricas emanadas do coração.

As 12 derivações habituais são, portanto, as seguintes:

- três derivações clássicas ou padrão (DI, DII e DIII);
- três derivações unipolares dos membros (aVR, aVL e aVF);
- seis derivações unipolares precordiais (V1, V2, V3, V4, V5 e V6).

Quadro 3.1 – Derivações e os respectivos posicionamentos dos eletrodos

Plano	Nome	Tipo	Posicionamento dos eletrodos
Frontal	DI	Bipolar	MSD e MSE
	DII	Bipolar	MSD e MIE
	DIII	Bipolar	MSE e MIE
	AVR	Unipolar	MSD
	AVL	Unipolar	MSE
	AVF	Unipolar	MIE
Horizontal	V1	Unipolar	4º EIC junto à borda esternal direita
	V2	Unipolar	4º EIC junto à borda esternal esquerda
	V3	Unipolar	5º EICE, entre V2 e V4
	V4	Unipolar	5º EICE na linha hemiclavicular esquerda
	V5	Unipolar	5º EICE na linha anterior
	V6	Unipolar	5º EICE na linha média

MSD: membro superior direito; MSE: membro superior esquerdo; MIE: membro inferior esquerdo; EIC: espaço intercostal; EICE: espaço intercostal esquerdo.

3.2.1 Plano frontal

Derivação padrão I ou simplesmente DI: um eletrodo no punho direito (polo negativo) e outro no punho esquerdo (polo positivo).

Derivação padrão II ou simplesmente DII: um eletrodo no punho direito (polo negativo) e outro no tornozelo esquerdo (polo positivo).

Derivação padrão III ou simplesmente DIII: um eletrodo no punho esquerdo (polo negativo) e outro no tornozelo esquerdo (polo positivo).

As derivações unipolares dos membros medem a diferença de potencial de um dos membros (braço direito, braço esquerdo e tornozelo esquerdo) e um ponto (próximo de zero) localizado no aparelho:

- *aVR*: um eletrodo no braço direito e o outro no potencial zero do aparelho.
- *aVL*: um eletrodo no braço esquerdo e o outro no potencial zero do aparelho.
- *aVF*: um eletrodo no tornozelo esquerdo e o outro no potencial zero do aparelho.

As letras *R*, *L* e *F* se originam, respectivamente, das palavras inglesas: *right* (direito), *left* (esquerdo) e *foot* (pé).

A letra *a* que precede as derivações unipolares dos membros significa que se levou a efeito uma amplificação adicional nessas derivações e é a abreviatura da palavra aumentada.

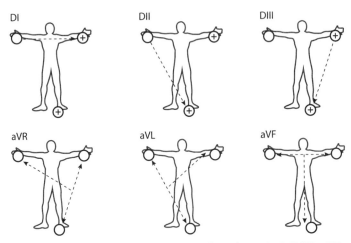

FIGURA 3.2 – Colocação dos eletrodos no plano frontal DI, DII, DIII, aVR, aVL, aVF. *Bipolar*: DI: braço direito e braço esquerdo; DII: braço direito e pé esquerdo; DIII: braço esquerdo e pé esquerdo. *Unipolar*: aVR: eletrodo explorador no braço direito; aVL: eletrodo explorador no braço esquerdo; aVF: eletrodo explorador no tornozelo esquerdo.

3.2.2 Plano horizontal

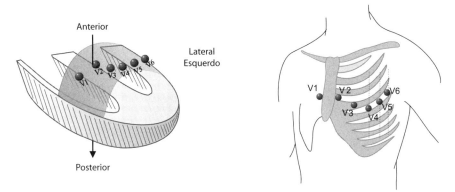

FIGURA 3.3 – Posição das derivações precordiais.

O eletrodo explorador está situado:

- *Para V1*: no 4º espaço intercostal, a 2 cm da borda direita do esterno.
- *Para V2*: no 4º espaço intercostal, a 2 cm da borda esquerda do esterno.
- *Para V3*: a meia distância entre V2 e V4.
- *Para V4*: no 5º espaço intercostal esquerdo, sobre uma linha vertical que desce do meio da clavícula.
- *Para V5*: no 5º espaço intercostal esquerdo, na interseção com a axila anterior.
- *Para V6*: no 5º espaço intercostal esquerdo, na interseção com a axila média.

Eventualmente, são utilizadas derivações precordiais adicionais para uma melhor visualização: V7 e V8, localizadas nas costas, para análise da parede posterior do ventrículo esquerdo; V3R e V4R, localizadas na parede anterior do tórax, à direita, para análise da parede anterior do ventrículo direito.

3.3 Papel para registro

Gráfico 3.1 – Intervalos

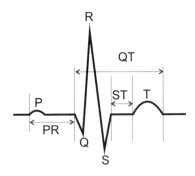

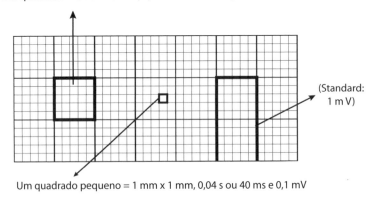

FIGURA 3.4 – Papel de registro do ECG: análise.

Na Figura 3.4, observe que cada quadrado maior contém cinco quadrados menores, com duração de 0,04 s; cada quadrado menor tem 1 mm de amplitude. O registro do ECG está padronizado para uma amplitude de 1 mV (calibração N) e uma velocidade de 25 mm/s.

Deflexões positivas (acima da linha de base) indicam que o valor de ativação caminha no sentido do eletrodo explorador (positivo); deflexões negativas (abaixo da linha de base) indicam que o vetor se afasta do eletrodo. Quando o vetor é perpendicular à derivação, a deflexão é isoelétrica ou isodifásica.

Gráfico 3.2 – Deflexões

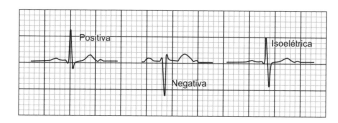

3.4 Topografia

As paredes do coração se projetam em derivações correspondentes.

Quadro 3.2 – Paredes do coração e suas respectivas derivações

Derivação	Parede ventricular esquerda
V1 a V2	Parede septal
V3 a V4	Parede anterior
V5 a V6	Parede lateral
DI a aVL	Parede lateral alta
DII, DIII e aVF	Parede inferior

4

Representação eletrocardiográfica da despolarização

A despolarização muscular origina a *contração*, também conhecida como *sístole*. Temos as despolarizações atrial e ventricular, e, por consequência, as sístoles atrial e ventricular.

4.1 Contração cardíaca

O mecanismo da contração cardíaca corresponde às sístoles atrial e ventricular. Para facilitar o entendimento de um eletrocardiograma, devemos saber que um eletrocardiógrafo é um galvanômetro.

O galvanômetro é um tipo de aparelho que registra a diferença de potencial elétrico entre as duas regiões sobre as quais foram aplicados os eletrodos. As correntes elétricas que chegam a esses eletrodos provêm do coração, uma vez que cada fase da revolução cardíaca é precedida e acompanhada por fenômenos elétricos que se difundem por todo o organismo.

Na diástole, o miocárdio ventricular está polarizado, o que corresponde ao fato de que ele não exerce qualquer atividade elétrica. Nessa fase, a carga elétrica positiva de suas camadas superficiais é igual à carga negativa de suas camadas profundas.

A contração do coração (despolarização), chamada de sístole, ocorre após a diástole. Como referido quando do estudo da atividade elétrica cardíaca, esta origina-se normalmente no NSA. Na sequência, a atividade elétrica propaga-se pelo miocárdio de ambos os átrios, depois alcança o nódulo auriculoventricular de Tawara, localizado na região inferior do septo interauricular.

Nesse local ocorre uma ligeira demora e, a seguir, a onda de despolarização alcança o feixe de His e se transmite para seus ramos esquerdo e direito. Finalmente, atinge o tecido de Purkinje, situado debaixo do endocárdio, continuando com as fibras miocárdicas comuns e, imediatamente, ocorre a contração ventricular.

A frequência cardíaca (FC) normalmente se encontra entre 50 e 100 bpm. Após a contração, inicia-se a fase de recuperação, chamada de repolarização.

O coração, na verdade, apresenta um verdadeiro campo elétrico decorrente dos movimentos de correntes elétricas nas membranas que circundam as células miocárdicas.

4.1.1 Sequência da despolarização cardíaca

- *Primeiro*: ocorre a despolarização (contração atrial), representada pela onda P no ECG (seta 1).
- *Segundo*: ocorre lentificação no nó AV (seta 2).
- *Terceiro*: ocorre a despolarização ventricular (seta 3), representada no ECG pelo complexo QRS.
- Lembrando que na inscrição do ECG ocorre a onda T, que representa a recuperação ventricular (repolarização). Apesar de a repolarização atrial ocorrer, não apresenta inscrição no ECG, porque ocorre no momento do QRS, ficando encoberta.

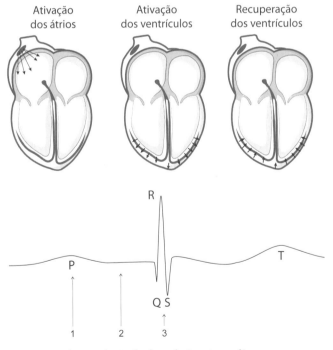

FIGURA 4.1 – Demonstração da sequência da despolarização cardíaca.

4.2 Representação eletrocardiográfica da despolarização

Neste tópico, vamos entender as projeções das contrações atrial e ventricular nas diferentes derivações e, consequentemente, nos planos frontal e horizontal. Entendendo isso, poderemos compreender as inscrições registradas no papel do eletrocardiograma.

4.2.1 Eixo: conceito

A despolarização se estende pelo coração, proporcionando a contração miocárdica. A direção da despolarização é representada por um eixo, o qual, por sua vez, é representado por um vetor que informa por onde a maior parte do estímulo está caminhando. O eixo informa qual o sentido das ondas do coração: normal ou não. A despolarização ventricular normalmente se dirige para baixo, para a esquerda e para trás.

A despolarização atrial tem seu eixo ou vetor dirigindo-se para a esquerda, para baixo e para a frente. As sobrecargas desviam o eixo para seu lado. A hipertensão arterial sistêmica, por exemplo, acarretando hipertrofia ventricular esquerda, causa um desvio mais acentuado do eixo à esquerda; enquanto a hipertensão pulmonar causa sobrecarga ventricular direita, desviando o eixo para a direita.

Gráfico 4.1 – Direção da despolarização atrial: para a esquerda (onda R em DI positiva); para baixo (onda P em aVF positiva) e para a frente (onda P em V2 positiva)

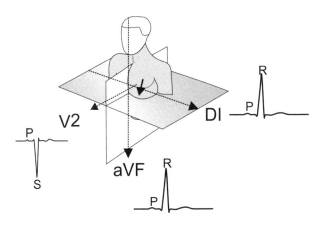

Gráfico 4.2 – Direção da despolarização ventricular: para a esquerda (onda R em DI positiva); para baixo (onda R em aVF positiva) e para trás (onda S em V2 negativa)

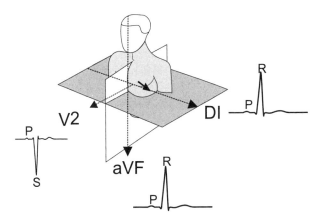

4.2.2 Atrial: onda P

A onda P representa a despolarização atrial. No ECG normal, é a pequena deflexão inicial de cada ciclo cardíaco.

Lembrando que primeiro há a despolarização do átrio direito e depois do esquerdo, resultando em um vetor (SÂP) que se orienta no plano frontal entre 0° e 90°, e, no plano horizontal, dirige-se para frente.

Apresenta ápice arredondado, com duração normal que varia de 0,09 a 0,11 s, cuja altura pode atingir até 2,5 mm.

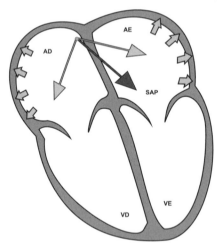

FIGURA 4.2 – Despolarização atrial (setas pequenas).

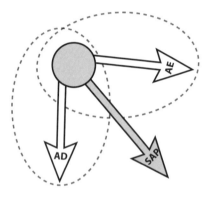

FIGURA 4.3 – Ativação dos átrios: orientação vetorial. Vetor atrial esquerdo (AE). Vetor atrial direito (AD). Vetor SÂP: representação global dos átrios.

Quadro 4.1 – Apresentação normal do VR atrial nos planos eletrocardiográficos

Plano	Inscrição no ECG
Frontal	DI = positiva
	aVF = positiva
Horizontal (para frente)	V1 = pode ser isodifásica
	V2 = positiva

4.2.3 Intervalo PR

O intervalo PR ou PQ vai do início de P ao início de R ou de Q. É uma linha horizontal, cuja duração normal varia de 0,12 a 0,18 ou até 0,20 s.

Gráfico 4.3 – Intervalo PR

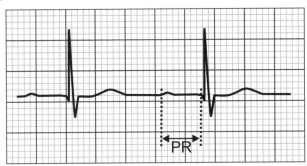

4.2.4 Ventricular – complexo QRS

Após estimular os átrios, o estímulo chega ao nó AV e ocorre uma pequena pausa, formando o intervalo PR.

Em seguida, começa a despolarização ventricular, gerando deflexões rápidas, formando o complexo QRS. Qualquer deflexão descendente que preceda a onda R é chamada de onda Q, e qualquer deflexão descendente que se suceda à onda R é chamada de onda S. A despolarização ventricular (Figura 4.4) começa pela estimulação do septo interventricular (seta 1), sendo representada pela onda Q no ECG; na sequência, ocorre a despolarização das paredes livres dos ventrículos, representada pela onda R (setas 2E e 2D); e, finalmente, acontece a despolarização das paredes posteriores dos ventrículos representada pela onda S (seta 3). Dessa maneira, forma-se o complexo QRS.

O vetor resultante da despolarização se apresenta no plano frontal -30° a +90° e, no plano horizontal, dirige-se para trás. A sua duração normal (do início de Q ao fim de S) não pode passar de 0,10 s, e a sua amplitude é superior a 5 mm, mas não pode ultrapassar 20 mm, em condições normais.

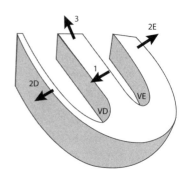

FIGURA 4.4 – Despolarização ventricular: vetor 1 – ativação septal; vetor 2E – ativação ventricular esquerda; vetor 2D – ativação ventricular direita; vetor 3 – ativação da parede posterior ventricular.

Quadro 4.2 – Orientação dos vetores de despolarização ventricular

Despolarização	Vetores (direção)		
Septal	Trás para frente		Direita
Paredes posteriores	Para cima	Direita	Trás
Paredes livres	Trás	Esquerda	Baixo

Quadro 4.3 – Registro da orientação do vetor de ativação das paredes livres dos ventrículos no ECG

Vetor resultante	
Plano	Inscrição no ECG
Frontal (para esquerda)	DI = Positiva
	aVF = Positiva
Horizontal (para trás)	V1 = Negativa
	V2 = Negativa

5

Repolarização ventricular

Imediatamente após a despolarização, ocorre a repolarização ventricular, representada no eletrocardiograma pela onda T, que geralmente apresenta deflexão ascendente (positiva) nas derivações onde o complexo QRS também é ascendente, ou seja, normalmente a onda T acompanha a mesma deflexão ascendente ou descendente do complexo QRS. Apresenta amplitude no mínimo de 0,5 mm e não deve exceder 5 mm nas derivações frontais ou 10 mm nas precordiais. É assimétrica (ramo inicial mais longo) e tem duração média de 0,20 s. Vale lembrar que, no segmento ST, durante esse período, o eletrocardiograma mostra uma linha.

- *Segmento ST*: começa ao término da onda S e continua até o início da onda T. Habitualmente, o segmento ST não está a mais que 0,5 mm acima ou abaixo da linha isoelétrica, em qualquer derivação.
- *Onda U*: trata-se de uma pequena deflexão que, às vezes, se segue à onda T e, habitualmente, tem pouca significação clínica.

- *Ponto J*: é o ponto no qual a onda S encontra a linha isoelétrica de repouso. Na ausência de S, o ponto J está colocado onde termina a onda R.

Gráfico 5.1 – Onda T: Frente – Esquerda – Baixo
Geralmente acompanha a direção do QRS

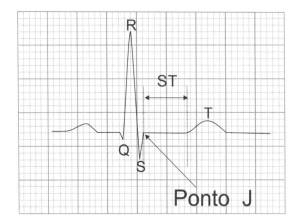

Parte 2

ECG Normal

Critérios de normalidade

Para a análise do ECG, deve-se seguir uma sequência para que nenhum detalhe seja esquecido:

- identificação, idade e sexo do paciente;
- ritmo e frequência;
- onda P;
- intervalo PR;
- complexo QRS;
- segmento ST;
- onda T;
- intervalo QT;
- conclusão.

6.1 Identificação, idade e sexo

Este passo é importante porque o ECG apresenta aspectos diferentes dependentes do grupo etário e do sexo do paciente. Em criança, por exemplo, mostra predomínio do ventrículo direito, enquanto em adulto reflete o domínio fisiológico do ventrículo esquerdo. Do mesmo modo, o ECG das mulheres apresenta algumas características próprias.

6.2 Ritmo e frequência

6.2.1 Ritmo cardíaco

Gráfico 6.1 – ECG: ritmo sinusal

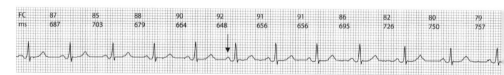

Normal é o sinusal, caracterizado por onda P arredondada e monofásica, sendo positiva em DI, DII e aVF, e negativa em aVR.

6.2.2 Frequência cardíaca

Normal: 60 a 100 bpm

1.500 ÷ número de quadrados pequenos encontrados entre duas ondas R

Gráfico 6.2 – Intervalo R-R: utilizado na prática para estimar a FC

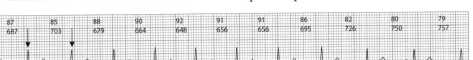

Exemplo: entre duas ondas R, encontramos 20 quadrados pequenos; a FC será de 1.500 dividido por 20. Portanto, FC é igual a 75 bpm.

Explicando: cada quadrado pequeno tem duração de 0,04 s; assim, 1.500 corresponde a 60 s. Ao contarmos o intervalo entre duas ondas R e dividirmos por 1.500, teremos o número de batimentos (FC) por minuto.

- *Bradicardia*: ocorre quando FC é menor que 60 bpm.
- *Taquicardia*: ocorre quando FC é maior que 100 bpm.

6.3 Onda P, complexo QRS e onda T

	Onda P: Ativação atrial ou contração atrial (sístole atrial)
Eixo	Plano frontal: 0° a 90°
	Plano horizontal: dirige-se para frente
Amplitude	Até 2,5 mm (0,25 mV)
Morfologia	Tipo arredondada e monofásica, podendo ser difásica em V1
Duração	Até 0,10 s

Onda QRS: Ativação ou contração ventricular (sístole ventricular)	
Eixo	Plano frontal: -30° a +90°
	Plano horizontal: dirige-se para trás
Amplitude	Define-se baixa voltagem quando não se registra qualquer deflexão maior que 5 mm em derivação bipolar ou se a maior deflexão no plano horizontal não ultrapassa 8 mm. Alta voltagem é definida quando se registram ondas R ou S > 20 mm nas derivações frontais ou, no plano horizontal, ondas S (V1/V2) ou ondas R (V5/V6) > 30 mm.
Morfologia	Varia de acordo com a derivação e a posição elétrica do coração. Onda Q é a primeira deflexão negativa do QRS e representa a ativação septal; onda Q patológica é definida quando exceder 25% do tamanho de R e duração > 0,04 s. Em algumas derivações, esses limites podem ser ultrapassados (aVR, aVL e DIII). A presença de onda Q em V1, V2 e V3 deve ser sempre considerada anormal. A ausência de onda Q em V5 e V6 também é normal.
QRS	Onda Q: é a primeira deflexão negativa, podendo estar ausente.
	Onda R: é a primeira deflexão positiva do QRS e representa fundamentalmente a ativação das paredes livres. Normalmente, deve progredir de amplitude de V1 para V6.
	Onda S: é a segunda deflexão negativa do complexo QRS e representa a ativação das porções basais dos ventrículos. Normalmente, deve diminuir de amplitude de V1 para V6.
Duração	Até 0,10 s

Onda T: Representa a regularização ou a recuperação ventricular (fase diastólica)	
Eixo	Segue o vetor médio do QRS.
Amplitude	Não deve exceder 5 mm nas derivações frontais ou 10 mm nas precordiais.
Morfologia	Tem morfologia tipicamente assimétrica, com a porção inicial mais lenta.
	Sua polaridade pode ser muito variável, sendo obrigatoriamente positiva em V5 e V6 e obrigatoriamente negativa em aVR.

6.4 Os intervalos

	Valor
P	0,08-0,10 s
PR	0,12-0,20 s
QRS	0,08-0,10 s
QTc	Até 440 s

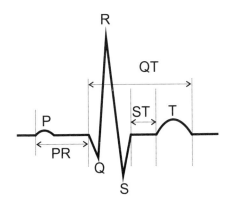

Gráfico 6.3 – Intervalos e segmentos eletrocardiográficos

6.4.1 Intervalo PR

É medido do início da onda P até o início do QRS. Varia de 0,12 a 0,20 s. Representa o tempo que o impulso gerado pelo NSA levou para atingir as fibras de Purkinje.

6.4.2 Segmento ST

Começa no ponto J (término do QRS) e termina na porção ascendente da onda T. Normalmente, a primeira porção do segmento ST é isoelétrica. Desníveis do segmento ST podem ocorrer por múltiplas causas, sejam elas primárias (corrente de lesão do IAM) ou secundárias (hipertrofias, bloqueios de ramo etc.).

6.4.3 Intervalo QT

É medido do início do QRS até o final da onda T ou da onda U, quando presente, e representa o tempo de ativação e recuperação do miocárdio ventricular. O QT varia com a idade, com o sexo e com a frequência cardíaca; portanto, deve ser corrigido pela frequência cardíaca. O QTc (QTcorrigido) apresenta limite superior para homens em torno de 0,425 s e, para mulheres, em torno de 0,440 s.

A onda U é uma deflexão pequena após a onda T e segue a sua polaridade. Parece corresponder a repolarização dos músculos papilares.

6.5 Inscrição do QRS nos planos frontal e horizontal

6.5.1 Inscrição no plano frontal

Na Figura 6.1, observam-se todas as derivações do plano frontal, e a seta de cada derivação aponta para o polo positivo. Note que, neste plano, existem seis derivações; assim, para cada vetor analisado, teremos seis deflexões representadas. O vetor resultante da despolarização dos átrios e das paredes livres dos ventrículos pode ser analisado. Na prática diária, habitualmente, analisa-se a deflexão correspondente ao vetor resultante da despolarização dos ventrículos (VR).

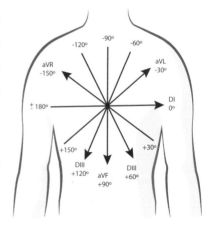

FIGURA 6.1 – Derivações do plano frontal.

O Gráfico 6.4 é uma representação esquemática das derivações do plano frontal. O eixo VR representa o vetor resultante da despolarização das paredes livres dos ventrículos.

Gráfico 6.4 – Derivações do plano frontal

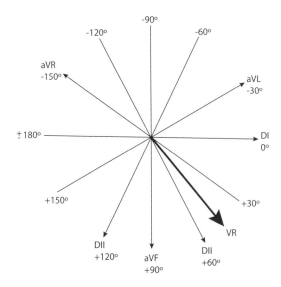

Sob o ponto de vista prático, geralmente o VR se localiza no primeiro quadrante, definido entre o DI (positivo) e aVF (positivo); assim teremos uma deflexão positiva em DI e em aVF (Gráfico 6.5).

Gráfico 6.5 – Deflexão positiva em DI e em aVF

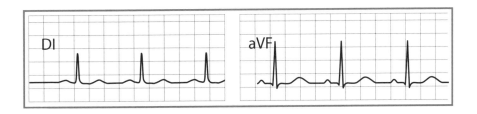

Variações com o eixo um pouco mais à esquerda (DI positivo e aVF negativo – Gráfico 6.6), bem como um pouco mais à direita (DI negativo e aVF positivo – Gráfico 6.7), podem ser registradas e consideradas dentro da normalidade, devendo haver nesses casos correlação com a clínica do paciente. Em crianças, não é infrequente notar o VR localizado mais à direita (Gráfico 6.6).

Gráfico 6.6 – Variações com o eixo um pouco mais à esquerda (DI positivo e aVF negativo)

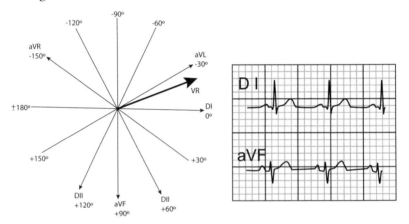

Gráfico 6.7 – Variações com o eixo um pouco mais à direita (DI negativo e aVF positivo)

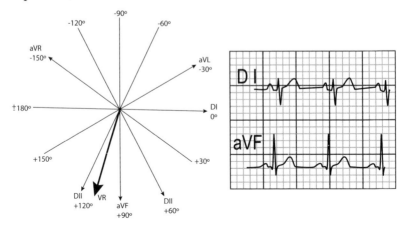

O registro de deflexão positiva em DI e isodifásica em aVF (Gráfico 6.8), bem como o inverso, DI registrando deflexão isodifásica e aVF registrando deflexão positiva (Gráfico 6.9), podem ser notados e considerados dentro da normalidade.

Gráfico 6.8 – Registro de deflexão positiva em DI e isodifásica em aVF

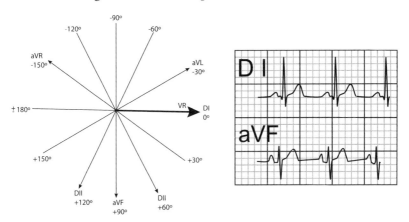

Gráfico 6.9 – Registro de deflexão isodifásica em DI e positiva em aVF

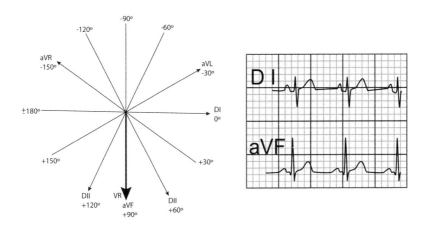

Considerando VR no primeiro quadrante + 45°, o ECG registrará:

Gráfico 6.10 – ECG: registro no plano frontal

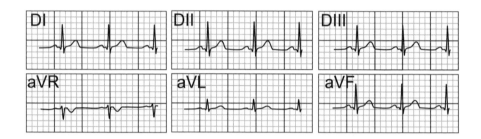

6.5.2 Inscrição no plano horizontal

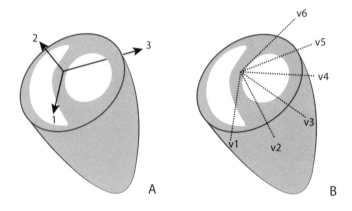

FIGURA 6.2 – A: vetor 1 – representativo da ativação global da parede septal; vetor 2 – representativo da ativação global da parede posterior; vetor 3 – representativo da ativação global das paredes livres dos ventrículos. B: mostra os posicionamentos dos seis eletrodos no plano horizontal.

A Figura 6.2A mostra os vetores de despolarização ventricular no plano horizontal. O vetor 3 (despolarização das paredes livres dos ventrículos) encontra-se habitualmente para esquerda, para baixo e para trás. Analisamos no plano frontal a condição para baixo e para esquerda, enquanto a condição para trás ou para frente é utilizada no plano horizontal.

A Figura 6.2B mostra as seis derivações que compõem o plano horizontal. O vetor 3, como referido, normalmente ao dirigir-se para trás, apresenta uma deflexão negativa em V1 e outra positiva em V6. Normalmente, em V1 e V2, a deflexão é negativa; em V3, geralmente é negativa, podendo ser isodifásica. A partir de V4 a V6, a deflexão é predominantemente positiva. A onda R cresce progressivamente de V1 a V6.

Gráfico 6.11 – Comportamento normal da despolarização ventricular, registrada nas derivações horizontais

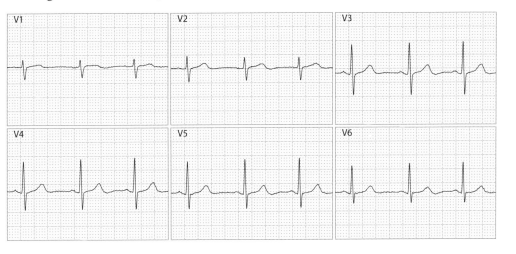

6.6 Exercício: análise de um ECG

Homem, 40 anos. Caucasiano.

Gráfico 6.12 – Análise do ECG

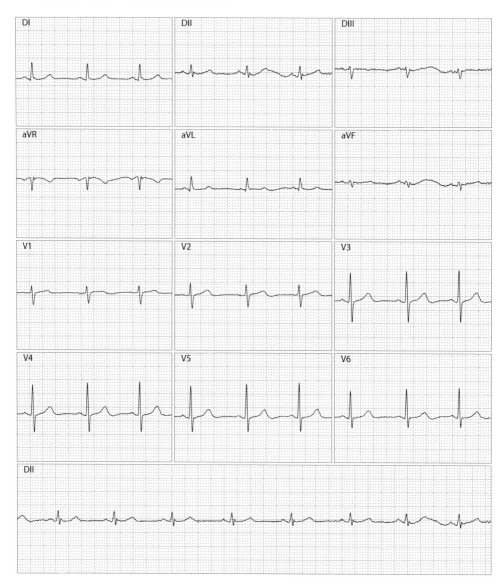

Ritmo: presença de uma onda P antecedendo cada complexo QRS. Trata-se de ritmo sinusal (P positiva em DI, DII e aVF). Regular (intervalo PP e RR são fixos).

Frequência cardíaca: $(1.500 \div 25) = 60$ bpm.

Onda P: positiva em DI e aVF, portanto, no primeiro quadrante. Encontra-se isodifásica em aVL e positiva em DII; assim, seu eixo está perpendicular em aVL. Duração e amplitude normais. Eixo em +60°.

PR: 0,16 s; normal.

QRS: deflexão das paredes livres dos ventrículos (vetor 3) positiva em DI e aVF, portanto, está entre +0° e +90°. Está positiva também em DIII, portanto, está abaixo de +30°, e também positiva em aVL, que implica ser acima de +60°. Dessa maneira, o eixo do QRS está entre +30° e +60°.

Conclusão: o eixo está em torno de +45°. Apresenta-se negativo em V1, dirigindo-se para trás.

Duração: 0,09 s (normal, estreito). Amplitude normal.

Onda T: comportamento normal. Negativa apenas em aVR (acompanha o QRS) achado normal.

6.7 Conclusão

ECG com ritmo regular e sinusal, FC de 60 bpm, dentro dos critérios da normalidade.

Parte 3

ECG nas alterações

7

Sobrecargas das câmaras cardíacas

Existem situações que causam sobrecarga de trabalho às câmaras cardíacas.

Quando houver doenças que aumentam a sobrecarga, por exemplo, do átrio esquerdo, como estenose ou insuficiência valvar mitral em virtude de doença reumática, haverá alteração no comportamento da onda P. Do mesmo modo, quando houver sobrecarga do átrio direito, haverá também alteração do comportamento da onda P, por exemplo, no caso de estenose e/ou insuficiência da valva tricúspide.

Doenças que acarretam sobrecarga do ventrículo esquerdo, como hipertensão arterial, miocardiopatias e outras, levarão à alteração do comportamento do QRS; assim como as que causam sobrecarga ao ventrículo direito como a insuficiência tricúspide, hipertensão pulmonar e outras levarão, também, à alteração do comportamento do QRS.

A doença de Chagas causa miocardiopatia e é uma das que alteram o comportamento do QRS.

7.1 Sobrecargas atriais

7.1.1 Sobrecarga do átrio direito

Gráfico 7.1 – Sobrecarga do átrio direito

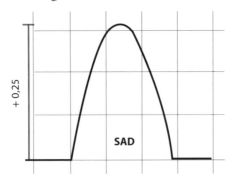

7.1.1.1 Onda P

- *Duração*: normal.
- *Morfologia*: forma pontiaguda na maioria das derivações.
- *Amplitude*: aumentada, > 2,5 mm em DII, DIII e aVF.
- *Eixo*: desvio do eixo médio de P para a direita (entre +70º e +90º).

Gráfico 7.2 – Sobrecarga do átrio direito e do ventrículo direito

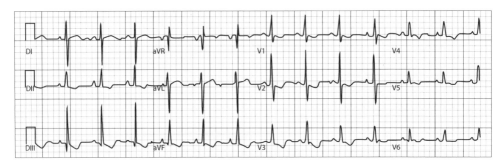

7.1.2 Sobrecarga do átrio esquerdo

Gráfico 7.3 – Sobrecarga do átrio esquerdo

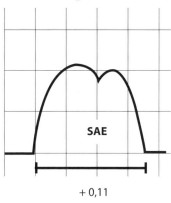

7.1.2.1 Onda P

- *Duração*: aumentada, maior que 0,11 s nas derivações bipolares.
- *Morfologia*: presença de entalhes – separados por mais de 0,03 s –, principalmente em DI e DII, podendo ocorrer a onda P bimodal (P mitrale); predomínio da fase negativa em V1.
- *Amplitude*: normal.
- *Eixo*: desvio do eixo elétrico do vetor médio de P para a esquerda, entre -30° e -40°.

Gráfico 7.4 – Sobrecarga do átrio esquerdo: aspecto bimodal em DII e fase negativa lenta em V1

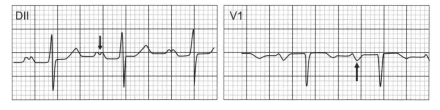

Quadro 7.1 – Sobrecargas atriais: características da onda P no ECG

Sobrecargas	Átrio direito (SAD)	Átrio esquerdo (SAE)
Onda P	Altera a fase inicial da onda P	Altera a fase final da onda P
Potencial	> 0,25 mV (2,5 mm) DII, DIII e AVF	Raramente > 0,20 mV
Duração	Nunca maior que 0,11 s (normal)	Aumentada: > 0,11 s
Morfologia	Positiva e pontiaguda em DII, DIII, AVF (P Pulmonale), com duração normal	Onda P com fase final negativa e com duração maior que 0,04 s em V1 e V2
	Onda P positiva em V1 e V2 e maior que 0,15 mV	Onda P bífida nas derivações V5 e V6
Eixo elétrico	Para direita e para frente	Para a esquerda e para trás

Quadro 7.2 – Sobrecarga biatrial (átrio direito e átrio esquerdo)

Potencial	Maior que 0,25 mV (2,5 mm) em DII, DIII e aVF
Duração	Aumentada, maior que 0,11 s
Morfologia	Onda P difásica em V1, com componente inicial maior que 0,15 mV, componente final negativo com duração maior que 0,04 s e bífida em V5 e V6
Eixo Elétrico (EE)	Ausência de desvio do EE da onda P

7.2 Sobrecarga ventricular direita e esquerda

Quadro 7.3 – Sobrecargas ventriculares: características do complexo QRS no ECG

Sobrecargas	Ventrículo direito (SVD)	Ventrículo esquerdo (SVE)
Alteração	Da massa do ventrículo direito	Da massa do ventrículo esquerdo
Potencial	Onda R em V1 + (onda S em V5 ou de V6) maior que 10,5 mm	Onda R em aVL maior que 0,13 mV (13 mm)
		Onda R em V5 ou V6 maior que 30 mm
Duração	Maior que 0,030 s em V1 e V2, e a duração do complexo QRS ultrapassa 0,09 s	Atinge até 0,12 s
Morfologia	Aumento da onda R em V1 e V2 e aumento da negatividade da onda S em V5 e V6	Onda S em V1 + onda R em V5 ou V6 maior que 0,35 mV (35 mm)
	Relação R/S em V1 maior que 1, com R maior que 0,5 mV	Onda S em V1 maior que 0,24 mV (30 mm)
Eixo elétrico (EE)	Para direita e para frente	Desvio do EE para a esquerda, além de -10°, e aquém de -30° para trás

7.2.1 Critérios diagnósticos da sobrecarga do ventrículo esquerdo

- *Índice de Sokolow*: S1(V1) + R(V5) ou R(V6) = até 30 mm (normal).
- *Sokolow-Lyon*: S(V1) + R(V6) > 35 mm.
- *Cornell*: R(aVL) + S(V3) > 28 mm (homem) e > 20 mm (mulher).

Sobrecarga biventricular (ventrículos direito e esquerdo)
▪ sinais de sobrecarga de VE e de VD;
▪ complexos QRS isodifásicos ao longo de todas as derivações precordiais;
▪ sinais de SVE nas derivações precordiais e desvio do EE do coração para a direita no plano frontal, na ausência de distúrbio de condução.

Gráfico 7.5 – Sobrecarga de VD

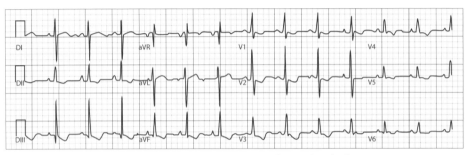

Eixo QRS desviado para direita (+120°) e aumento da amplitude de R em V1 e V2. Relação R/S em V1 > 1.

Gráfico 7.6 – Sobrecarga de VE

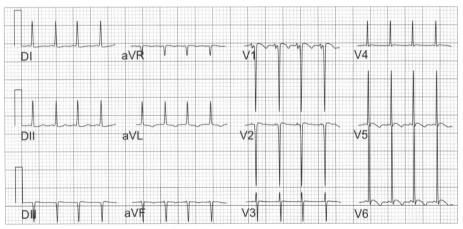

Eixo QRS desviado para esquerda (-15°) e aumento da amplitude de R em V5 e V6. Relação R de V6 + S de V1 > 35 mm.

Exemplos

Gráfico 7.7 – SVE

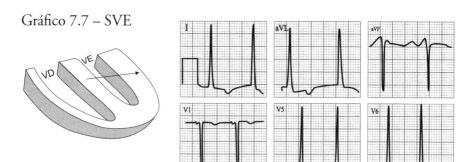

Onda R em aVL > que 0,13 mV (13 mm). Onda R em V5 ou V6 > que 30 mm.
Índice de Sokolow > 30 mm.

Gráfico 7.8 – SVD

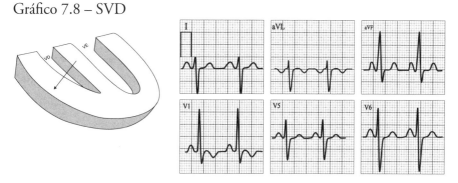

Aumento da onda R em V1 e V2 e aumento da negatividade da onda S em V5 e V6.
Relação R/S em V1 > que 1, com R > que 0,5 mV.

Gráfico 7.9 – Sobrecarga biatrial

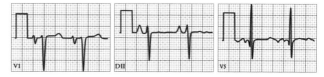

Num único traçado, nota-se em V1 a fase negativa lenta da onda P (SAE) e em DII onda P pontiaguda aumentada (SAD).

8
Bloqueios de ramos (ou fasciculares)

Quando um local do tecido de condução está bloqueado, haverá dificuldade de o estímulo elétrico passar por ele, e, como consequência, haverá demora, causando, assim, alargamento do QRS.

Existem várias doenças que podem causar os bloqueios de ramos: doença de Chagas, cardiopatia isquêmica e hipertensiva, intoxicações medicamentosas (digital, quinidina), cardiopatias congênitas etc.

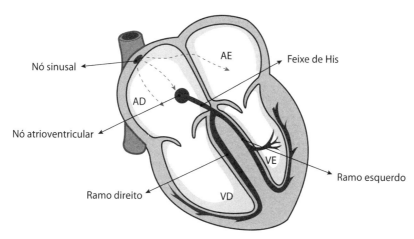

Figura 8.1 – Sistema de condução do coração.

8.1 Bloqueios de ramos

Há dois tipos de bloqueio de ramos: o bloqueio do ramo direito (BRD) e o bloqueio do ramo esquerdo (BRE). O diagnóstico de bloqueio completo de ramo é feito analisando as derivações precordiais (V1 a V6). Duas condições caracterizam o diagnóstico de bloqueio completo de ramo (direito ou esquerdo):

- QRS alargado (> 0,12 s);
- onda T oposta ao retardo do QRS.

Quadro 8.1 – Bloqueio de ramo

Esquerdo	QRS alargado > 0,12 s	Imagem tipo torre em DI, aVL, V5 e V6
Direito	QRS alargado > 0,12 s	Complexo QRS com rsR' (V1)

Gráfico 8.1 – BRD

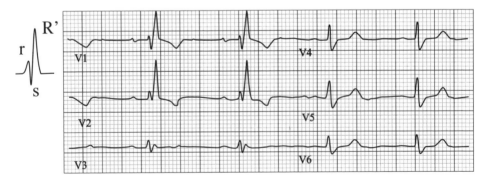

Gráfico 8.2 – BRE

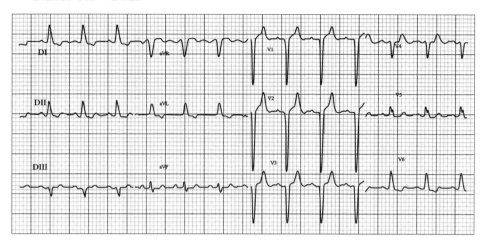

8.2 Bloqueios divisionais

O ramo esquerdo subdivide-se em três divisões:

- anterossuperior (BDAS);
- anteromedial (BDAM);
- posteroinferior (BDPI).

O BDAS é um bloqueio divisional do ramo esquerdo, sendo encontrado com certa frequência. Os demais bloqueios divisionais do ramo esquerdo são observados com bem menor frequência.

Gráfico 8.3 – Exemplo de BDAS

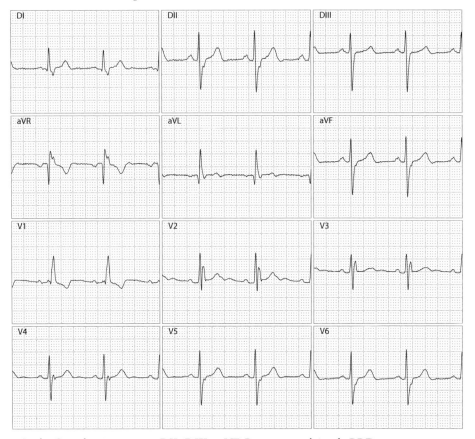

Ondas S predominantes em DII, DIII e aVF. Presença também de BRD (Padrão rsR' em V1 e V2; e QRS alargado > 0,12 s).

Dicas
- Para o diagnóstico de BDAS e BDPI, olhe para o plano frontal.
- Para o diagnóstico de BDAM, olhe para V1 e V2.
- BDAM isolado é muito raro e frequentemente se associa ao BDAS e/ou BRD. A onda R obrigatoriamente cresce de V1 para V2.
- BDAM é um diagnóstico de exclusão.

Quadro 8.2 – Registros dos bloqueios divisionais do ramo esquerdo no ECG

Bloqueios divisionais do ramo esquerdo	Fundamentos do diagnóstico
BDAS (bloqueio divisional anterossuperior)	Duração normal do QRS Desvio do SÂQRS a -60º (além: -30º) rS DII, DIII e aVF onde SD3 > SD2 Ondas S em V5 e V6
BDAM (bloqueio divisional anteromedial)	Eixo do QRS anteriorizado (Ondas R amplas em V1/V2)
BDPI (bloqueio divisional posteroinferior)	Eixo do QRS além de +120º (Ondas R cresce de DII para DIII)

O *ramo direito* apresenta três subdivisões nascidas em torno do músculo papilar anterior direito, onde a rede de Purkinje é muito abundante, o que impossibilita a individualização eletrocardiográfica do bloqueio de uma dessas três subdivisões direitas.

8.3 Distúrbio de condução do estímulo

O distúrbio de condução em um ramo se deve a uma interrupção parcial do impulso elétrico. O mesmo padrão observado no bloqueio do ramo, com a duração do QRS normal, caracteriza o bloqueio incompleto do ramo, também chamado de *distúrbio de condução do ramo*. Esta alteração é observada, muitas vezes, no ramo direito.

Um padrão RSR, mas com complexo QRS de duração normal (menos que 120 ms), visualizado em V1 ou V2, às vezes é chamado de *bloqueio incompleto do ramo direito*. Raramente possui significado, podendo ser considerado uma variação do normal, devendo ser sempre correlacionado à clínica do paciente.

Gráfico 8.4 – V1

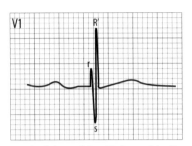

Presença de onda r (pequena), S (grande) e R' (grande). Complexo estreito. Esse é o padrão do ECG no distúrbio de condução do ramo direito.

Gráfico 8.5 – ECG: presença de BDAS e RBD

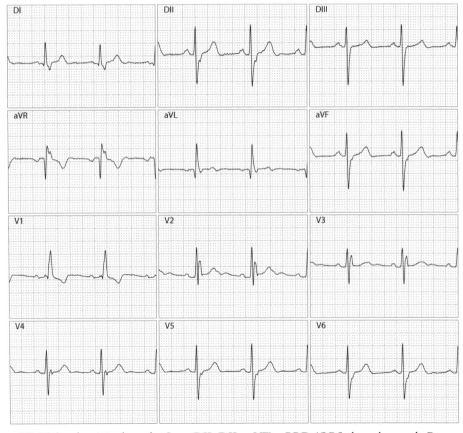

BDAS (predomínio de ondas S em DII, DII e aVF) e BRD (QRS alargado e onda R predominando em V1 e V2).

Bloqueios de ramos (ou fasciculares) | 73

Gráfico 8.6 – Exemplo de BRE

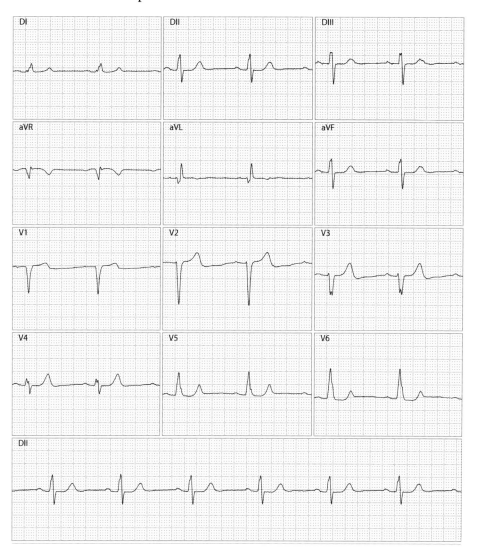

9

Eletrofisiologia

O sistema de condução do coração é constituído pelo NSA, vias internodais (nos átrios), NAV, feixe de His, ramo de condução direito, ramo de condução esquerdo e fibras de Purkinje. Existem duas características que distinguem o coração dos outros órgãos musculares: a excitabilidade e a condutibilidade. Ele gera o estímulo elétrico espontaneamente.

9.1 Conceitos

Uma membrana celular (sarcolema) é formada por uma dupla camada fosfolipídica e possui várias proteínas. É muito organizada, permite a interação entre os meios intra e extracelular, e responde às modificações desses meios.

Algumas das proteínas atravessam por completo a membrana, chamadas de *poros de membrana*, ocorrência observada nas células excitáveis, como as células cardíacas. Através destes poros, são permitidas trocas iônicas intra e extracelular, e esses poros possuem verdadeiros filtros que permitem passar apenas determinado íon, denominados de *canais iônicos*.

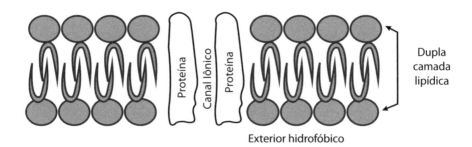

Figura 9.1 – Estrutura da membrana celular (sarcolema).

Os íons que participam da atividade elétrica são: sódio (Na^+), potássio (K^+), cálcio (Ca^{++}), magnésio (Mg^{2+}), cloro (Cl^-). Os canais iônicos são vários, mas os principais para a formação do potencial elétrico são os canais de Na^+, Ca^{++}, K^+, Na^+/K^+ ATPase e Na^+/Ca^{++}.

9.2 Potencial de repouso transmembrana

Na condição de repouso, por exemplo, uma célula possui maior concentração de Na^+, fora da célula em relação ao seu interior; portanto, o exterior é positivo em relação ao interior celular.

Ao se colocar um eletrodo intra e extracelular, registra-se um diferencial de potencial de -90 mV. Esta diferença, ou seja, esse potencial denomina-se *potencial de repouso transmembrana*.

9.3 Ativação celular

Diante de um estímulo, inicia-se a ativação do canal de sódio, havendo entrada do Na^+ para a célula.

Ao atingir um potencial de +20 mV, os canais de Na⁺ são desativados e cessa a entrada de Na⁺ para dentro da célula. A partir daí, ocorre a saída do íon K⁺ e o potencial cai em torno de 0 mV.

Na sequência, são ativados os canais lentos de Ca⁺⁺ e Na⁺, os quais entram para o interior da célula, ocorrendo queda do potencial até a condição inicial -90 mV.

Ao final, a célula está com sua condição invertida com muito Na⁺ no interior e K⁺ fora da célula.

Neste momento, entram em ação alguns outros canais e a bomba de Na⁺/K⁺, sendo, então, alcançada a condição química inicial com Na⁺ em maior concentração fora da célula e a de K⁺ maior dentro da célula.

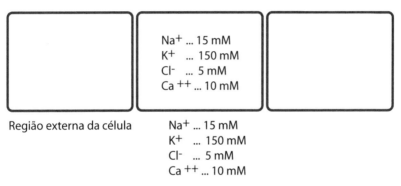

FIGURA 9.2 – Concentrações iônicas (célula em repouso).

O potencial de ação é um fenômeno eletroquímico decorrente de trocas iônicas.

Ao se despolarizar, a célula perde quase totalmente a diferença de potencial elétrico entre os meios interno e externo. Após a despolarização, a célula recupera seu potencial de repouso, fenômeno chamado de repolarização, completando o ciclo do potencial de ação.

A ação elétrica da entrada e saída de íons na célula resulta na contração muscular, por ação principalmente dos íons Ca⁺⁺.

Nas fases de despolarização e repolarização, o potencial de ação é representado por quatro fases:

Gráfico 9.1 – Fibras de Purkinje

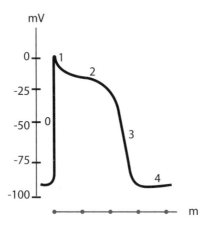

Fase 0
Corresponde à despolarização

Fases 1, 2 e 3
Correspondem à repolarização

Fase 4
Corresponde ao repouso ou fase diastólica

Fase 0: é o início, ascendente e rápido, correspondendo à despolarização da célula. Há entrada de Na^+ para o interior da célula.

Fase 1: ocorre uma pequena e rápida repolarização, precoce. Há fechamento dos canais de Na^+, um efluxo de K^+ e uma ação pequena e rápida de canais de Cl^-.

Fase 2: é aquela em que ocorre a repolarização lenta, conhecida como *platô*. Ocorre o influxo de Ca^{++} e o efluxo de K^+.

Fase 3: há a repolarização. Ocorre saída de potássio, restabelecendo a diferença de potencial elétrico.

Fase 4: surge potencial de repouso, onde as concentrações iônicas são restabelecidas.

As diferentes células possuem comportamentos diferentes entre si.

As células dos nós sinusal e atrioventricular apresentam seus canais lentos ativados e os rápidos, desativados, e, dessa maneira, o potencial de ação se comporta lentamente. Essas células são denominadas *fibras lentas*.

Apresentam uma característica importante: a capacidade de se despolarizarem espontaneamente, comportamento esse denominado *automatismo*.

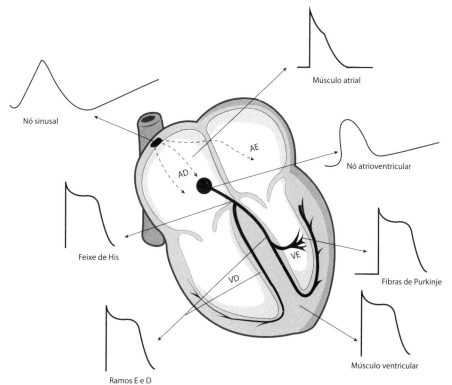

FIGURA 9.3 – Características do potencial de ação dos diferentes grupos celulares do coração.

9.4 Período refratário

Denomina-se período refratário o intervalo no qual a célula não responde de acordo ao estímulo.

- *Período refratário absoluto*: intervalo no qual a célula não responde a nenhum estímulo. Vai desde a fase 0 até a porção antes do final da fase 3.
- *Período refratário relativo*: intervalo no qual a célula responde de forma inadequada a estímulos intensos. Ocorre após o período refratário absoluto até o final da fase 3.
- *Período supernormal*: intervalo curto, após o período refratário, no qual a célula pode responder a estímulos de pequena intensidade.

9.5 Mecanismos de formação das arritmias

No estudo das arritmias cardíacas, duas propriedades eletrofisiológicas da célula miocárdica são fundamentais: o automatismo e o dromotropismo.

- *Automatismo*: é a propriedade de gerar impulsos elétricos espontaneamente.
- *Dromotropismo*: é a capacidade de conduzir os impulsos elétricos.

9.5.1 Distúrbios da formação do impulso

9.5.1.1 Automatismo ou atividade de marca-passo:

- normal exacerbado;
- anormal.

Automotismo é a capacidade de gerar potenciais de ação espontaneamente, estando relacionada com a fase 4. No coração, as células do nó sinusal (ou sinoatrial) possuem essa propriedade, entretanto, outras células também a possuem, como algumas células atriais, as células do atrioventricular e as do sistema His-Purkinje. Essa despolarização é muito influenciada pelas catecolaminas, o que faz que a frequência sinusal aumente em atividades físicas. Em condição normal, o NSA possui maior frequência, comandando os batimentos cardíacos e suprimindo a possibilidade das outras células de despolarizarem.

9.5.1.2 Atividade deflagrada pós-potencial:

- precoce;
- tardia.

Trata-se da formação do impulso causada por pós-potenciais. Diante de a intensidade dos pós-potenciais poderem despolarizar uma célula, há um potencial resultante denominado *atividade deflagrada*. Os pós-potenciais podem ser precoces, quando ocorrem durante as fases 2 e 3 da repolarização, ou tardios, quando acontecem na fase 4.

Gráfico 9.2 – Pós-potenciais precoces ocorrendo na fase 3 da repolarização (potencial da esquerda)

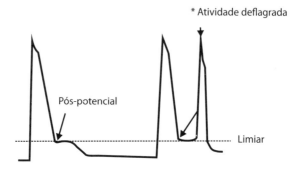

* Observa-se que o pós-potencial retarda a repolarização celular. Quando o pós-potencial atinge o limiar de excitabilidade da célula (potencial da direita), um novo potencial de ação é gerado, denominado *atividade deflagrada*.

9.5.2 Distúrbios na condução do impulso (reentrada):

- anatômicos;
- funcionais;
- anisotrópicos.

A reentrada é o mais importante, frequente e bem estudado mecanismo causador de arritmias ventriculares e supraventriculares. Normalmente, o estímulo sinusal cessa após despolarizar os átrios e os ventrículos, porque, ao final da ativação ventricular, o impulso não encontra tecido miocárdico em condições de ser despolarizado (excitável), já que, por ter sido recentemente ativado, encontra-se em seu período refratário. Assim, encontrando o miocárdio em período refratário, o impulso cessa e um novo estímulo sinusal será necessário para despolarizar o miocárdio. Diante da possibilidade de o impulso cardíaco encontrar uma condição favorável, ou seja, o tecido excitável (fora do período refratário), isso permitirá que o estímulo inicial retorne e despolarize novamente o coração total ou parcialmente. Esse fenômeno denomina-se *reentrada*.

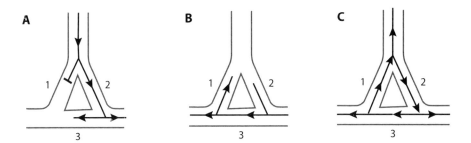

FIGURA 9.4 – Formação da reentrada. No painel A, o impulso é bloqueado na via 1, sendo conduzido exclusivamente pela via 2 (bloqueio unidirecional). No painel B, o impulso trafega pela via 3, atingindo retrogradamente a via 1. Se a parte proximal da via 1 (onde ocorreu o bloqueio unidirecional) tiver recuperado sua excitabilidade, o impulso poderá retornar ao ponto de origem, sendo, então, novamente conduzido pela via 2, ou seja, reentrando no circuito (painel C).

9.5.3 Distúrbios simultâneos da formação e da condução do impulso

Nesta categoria, alinham-se as parassístoles, que, em sua forma clássica, são focos ectópicos (extrassístoles) que apresentam despolarização diastólica (automatismo) e bloqueio de entrada, que protege o foco parassistólico da supressão pelo ritmo dominante (geralmente sinusal).

9.5.4 Arritmias cardíacas

Elas têm múltiplos mecanismos? Clinicamente, nem sempre é possível atribuir uma arritmia cardíaca a um mecanismo isolado. Em certas situações (talvez a maioria), as arritmias podem ser causadas por uma conjugação de mecanismos.

10

Bloqueios atrioventriculares

10.1 Definição

O bloqueio atrioventricular (BAV) é definido como um distúrbio da condução do estímulo elétrico, gerado pelo NSA ou células atriais, até atingir os ventrículos; podendo ser permanente ou transitório, causado por lesão anatômica ou funcional.

10.2 Classificação

O BAV pode ser classificado quanto à sua apresentação eletrocardiográfica, à localização anatômica no sistema de condução, ao comportamento clínico e ao fator causal.

10.2.1 Classificação eletrocardiográfica

- BAV do 1° grau.
- BAV do 2° grau:
  - tipo Mobitz I;
  - tipo Mobitz II.
- BAV do 3° grau.

10.2.2 Classificação anatômica

- *Distúrbio Pré-Hissiano*: A alteração localiza-se ao nível intra-atrial ou nodal AV.
- *Distúrbio Intra-Hissiano*: A alteração localiza-se ao nível do tronco do feixe de His.
- *Distúrbio Pós-Hissiano*: A alteração localiza-se no nível dos ramos principais (ramo direito e esquerdo) ou no sistema His-Purkinje.

10.2.3 Classificação eletrocardiográfica dos bloqueios AV

10.2.3.1 Bloqueio de 1° grau

A duração do tempo de condução AV ultrapassa os valores normais para a idade e a FC. Intervalo PR > 0,20 s. Mantém uma relação de 1:1 entre P e QRS.

Gráfico 10.1 – BAV de 1º grau

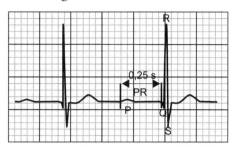

No Gráfico 10.1, nota-se uma onda P para cada QRS, porém o intervalo PR tem duração mais prolongada (PR normal = 0,20 s).

10.2.3.2 Bloqueio de 2º grau

A condução AV é *intermitente*.

- *Tipo I (Mobitz I ou Wenckebach)*: aumento progressivo do intervalo PR até que uma onda P seja bloqueada.

Gráfico 10.2 – BAV de 2º grau, tipo Wenckebach

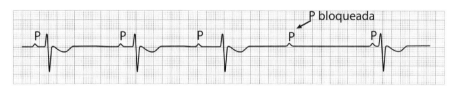

No Gráfico 10.2, nota-se uma onda P para cada QRS, porém o intervalo PR vai aumentando gradativamente, até quando uma onda P é bloqueada (não comanda nenhum QRS). O intervalo PR sequente é menor que o PR anterior.

- *Tipo II (Mobitz tipo II)*: perda súbita da condução, sem aumento do intervalo PR.
  - *com condução:* 2:1;
  - *grau avançado:* mais de uma onda P é bloqueada (3:1 etc.).

Gráfico 10.3 – BAV de 2º grau, tipo Mobitz 2:1

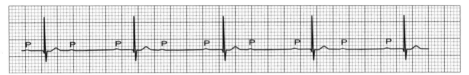

No Gráfico 10.3, notam-se duas ondas P, e apenas uma conduz o estímulo e se acompanha do QRS; a outra está bloqueada e não conduz o estímulo. O intervalo PR entre a onda P que conduz o estímulo não é alargado.

10.2.3.3 Bloqueio de 3º grau ou total

Nunca existe condução AV. É conhecido como bloqueio atrioventricular total (BAVT).

Gráfico 10.4 – BAV total

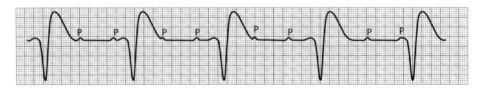

No Gráfico 10.4, nota-se que nenhuma onda P conduz estímulo, então nenhuma acompanha QRS. Notam-se FC atrial de 75 bpm e frequência ventricular de 33 bpm.

11

Arritmias

As arritmias são alterações do ritmo dos batimentos cardíacos ou da frequência cardíaca.

11.1 Classificação

Várias classificações têm sido propostas ao longo do tempo. A classificação baseada nos conceitos eletrofisiológicos é provavelmente a que tem maior condição de englobar as diversas arritmias, conforme cita o professor doutor Paulo Jorge Moffa em seu livro *Eletrocardiograma normal e patológico*, de 2001.

11.1.1 Distúrbios da formação do impulso

Sinusais

- taquicardia sinusal;
- bradicardia sinusal;
- arritmia sinusal;
- parada sinusal.

Extrassístoles

- ritmos fundamentais e ou de suplência:
  - ritmos de escape;
  - marca-passo mutável;
  - ritmo atrial direito;
  - ritmo atrial esquerdo;
  - ritmo idioventricular.
- extrassistolia:
  - supraventricular;
  - ventricular.
- taquicardias:
  - supraventricular;
  - ventricular.

11.1.2 Distúrbios na condução do impulso (reentrada)

- bloqueio sinoatrial;
- bloqueio intra-atrial;
- bloqueios atrioventriculares;
- bloqueio de ramo direito e esquerdo;
- síndrome de Wolff-Parkinson-White.

11.1.3 Distúrbios simultâneos da formação e da condução do impulso

- parassistolia;
- dissociação atrioventricular;
- *flutter* atrial;
- fibrilação atrial;
- *flutter* ventricular;
- fibrilação ventricular.

11.2 Bradicardia

Denomina-se bradicardia quando a frequência cardíaca está abaixo de 50 bpm.

Gráfico 11.1 – Braquicardia sinusal (FC = 48 bpm)

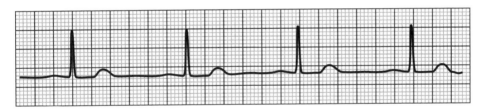

11.3 Taquicardia

Denomina-se taquicardia quando a frequência cardíaca está acima de 100 bpm.

11.3.1 Classificação da taquicardia

11.3.1.1 Quanto à duração do QRS

- taquicardia com QRS estreito (QRS < 0,12 s);
- taquicardia com QRS largo (QRS > 0,12 s).

11.3.1.2 Quanto ao local de origem

- *Tipo supraventricular*: quando se origina nos átrios ou no nó AV.
- *Tipo ventricular*: quando se origina nos ventrículos.

11.3.1.3 QRS estreito

A duração e a morfologia do QRS estão normais. Diante de uma taquicardia com QRS estreito, pode-se afirmar que a taquicardia é de origem supraventricular.

11.3.1.4 QRS largo

A duração e a morfologia do QRS estão alteradas. A arritmia pode se originar nos ventrículos (taquicardia ventricular) ou acima do feixe de His (taquicardia supraventricular).

Arritmias | 95

O Quadro 11.1 sintetiza os tipos de taquicardia que podem ocorrer.

Quadro 11.1 – Tipos de taquicardia

Duração do QRS	Tipo
Estreita (< 0,12 s)	Supraventricular
Larga (> 0,12 s)	Supraventricular ou ventricular

11.3.2 Taquicardia com QRS estreito

11.3.2.1 Taquicardia sinusal

Em sua maioria, é consequente a causas não cardíacas; por exemplo: esforço físico, estresse etc.

- A frequência cardíaca é maior que 100 bpm.
- Presença de P tipo sinusal, cada qual acompanhada de um QRS.
- Os intervalos PP podem ser irregulares.

Gráfico 11.2 – ECG com taquicardia sinusal (FC > 100 bpm)

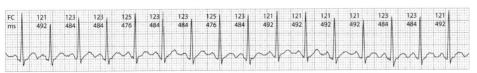

No Gráfico 11.2, pode-se notar que, para cada P, há um QRS tipo estreito.

11.3.2.2 Taquicardia atrial

- A taquicardia atrial é uma arritmia originada em algum dos átrios.
- Frequência atrial entre 150 e 200 bpm.
- P de morfologia diferente de sinusal.

11.3.2.3 Taquicardia supraventricular

Na realidade, todas as taquicardias com QRS estreito são supraventriculares. No entanto, na prática diária, utiliza-se o termo *taquicardia supraventricular* para aquelas que se originam de diferentes mecanismos: reentrada nodal e atrioventricular.

Às vezes, emprega-se o termo taquicardia paroxística supraventricular (TPSV), que nada mais é do que uma arritmia supraventricular que costuma iniciar subitamente, ocorre eventualmente e retorna à normalidade (daí o termo paroxística). É uma arritmia com frequência cardíaca regular e elevada (150 a 200 bpm). Origina-se nos átrios ou no nódulo atrioventricular (acima dos ventrículos, que são as câmaras inferiores e maiores do coração). Por isso, é chamada de taquicardia supraventricular.

Taquicardia por reentrada nodal

Trata-se de uma forma comum de taquicardia. Lembrar que, normalmente, o estímulo desce pelas duas vias (lenta e rápida) presentes no NAV e, em condições normais, prepondera à condução por via rápida, inibindo a condução por via lenta.

Na taquicardia por reentrada nodal, seu aparecimento ocorre em razão do bloqueio da via rápida, permanecendo a condução pela via lenta. O estímulo por reentrada retrógrada entra na via rápida, indo estimular novamente a via lenta. Cria-se um movimento circular, levando à taquicardia.

No ECG, tem-se a impressão de que não há ondas P, mas elas são retrógradas e acontecem ao mesmo tempo em que o complexo QRS.

- FC entre 150 e 250 bpm;
- em geral, QRS estreito;
- P escondida no QRS (forma comum);
- início e fim súbitos;
- manobra vagal pode interromper.

Gráfico 11.3 – Taquicardia supraventricular

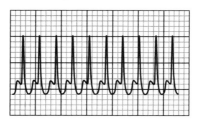

Taquicardia atrioventricular: síndrome de Wolff-Parkinson-White

A síndrome de Wolff-Parkinson-White acontece em pessoas que, congenitamente, têm uma via de condução anômala do estímulo entre o átrio e o ventrículo. No ECG:

- observa-se o intervalo PR curto e um entalhe inicial no complexo QRS, que se chama onda delta.
- as ondas P (retrógradas) se tornam visíveis um pouco depois do complexo QRS, na altura do segmento ST; além disso, durante a taquicardia, desaparece a onda delta.

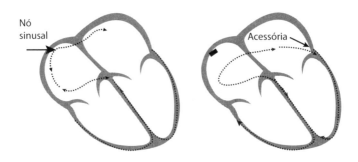

FIGURA 11.1 – Wolff-Parkinson-White: via anômala (acessória).

Gráfico 11.4 – A: ECG com ritmo sinusal e PR de duração normal. B: ECG com ritmo sinusal, PR curto e presença de onda delta (Wolff-Parkinson-White. C: ECG em que não se nota onda P, indicando taquicardia com QRS estreito (supraventricular)

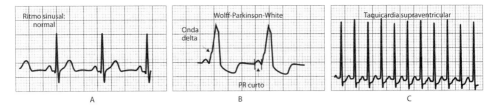

11.3.2.4 *Flutter* atrial

O *flutter* atrial é uma taquicardia reentrante, cujo circuito acontece no átrio direito e que tem as características descritas:

- frequência atrial de 250 a 350 bpm;
- "dente de serra";
- condição a 2:1;
- RR regular.

Gráfico 11.5 – *Flutter* atrial

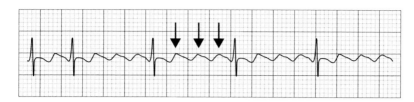

11.3.2.5 Fibrilação atrial

A fibrilação atrial é um tipo de taquicardia que acontece nos átrios.

- *Frequência atrial*: acima de 350-400 bpm.
- *QRS*: apresenta intervalos RR irregulares entre si.

Gráfico 11.6 – Alta FC atrial e a irregularidade RR do complexo QRS

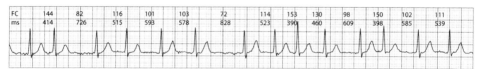

11.3.3 Taquicardia com QRS largo

Nesta condição, o QRS apresenta duração aumentada (> 0,12 s). As taquicardias ventriculares, que se caracterizam pelo alargamento do QRS, são as principais responsáveis da morte súbita.

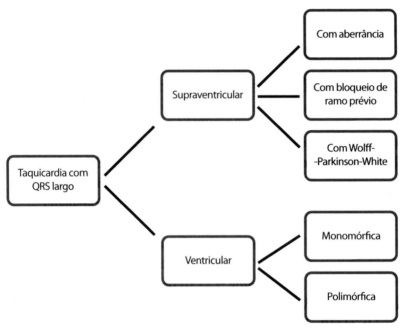

FIGURA 11.2 – Taquicardia com QRS largo: tipos.

11.3.3.1 Taquicardia ventricular não sustentada

Define-se que uma taquicardia é não sustentada quando a duração do número de batimentos ectópicos é menor que 30 s.

Gráfico 11.7 – Início e fim de uma taquicardia ventricular monomórfica não sustentada (duração < 30 s)

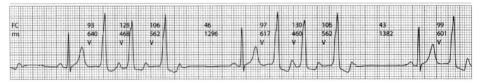

11.3.3.2 Taquicardia ventricular sustentada

As taquicardias ventriculares se caracterizam pelo alargamento do QRS; no entanto, vale lembrar que poderemos ter uma taquicardia supraventricular com alargamento do QRS.

Às vezes, ocorrem dificuldades em se diferenciar uma taquicardia ventricular da taquicardia supraventricular com QRS largo. A grande maioria das taquicardias com complexo QRS largo é de origem ventricular, assim, sob o ponto de vista prático, taquicardia com QRS largo é ventricular.

Lembrar que essas taquicardias ocorrem em pacientes hemodinamicamente instáveis e, até que se prove o contrário, devem ser tratadas como ventriculares.

Nos pacientes estáveis, recomenda-se fazer um diagnóstico diferencial mais preciso das taquicardias com QRS largo, ainda porque a taquicardia ventricular tem pior prognóstico e risco de vida. Diante disso, utiliza-se um algoritmo de aplicação prática, publicado por Pedro Brugada, para se tentar fazer o diagnóstico diferencial entre taquicardia ventricular e supraventricular com QRS largo.

Gráfico 11.8 – Início da taquicardia ventricular monomórfica

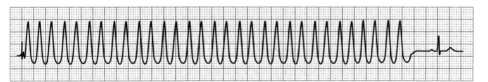

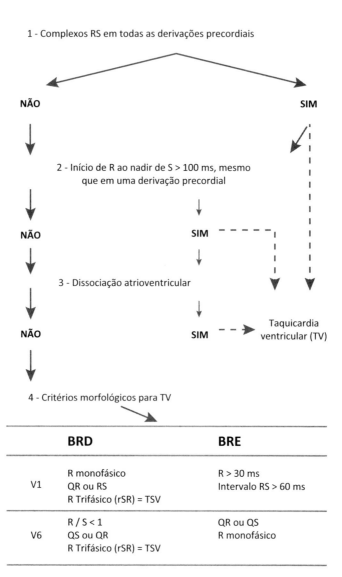

FIGURA 11.3 – Diagnóstico diferencial entre as taquicardias com QRS largo.

Gráfico 11.9 – Intervalo RS: medida entre o início do QRS até o nadir de S

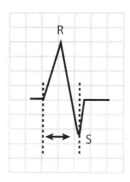

11.3.3.3 *Torsades de pointes*

É uma forma de taquicardia ventricular polimórfica associada à síndrome do QT longo. Ocorre um aspecto no qual parece que as pontas dos complexos QRS estão se torcendo ao redor de um eixo horizontal. Ocorre uma variação fásica da polaridade dos complexos QRS; frequência ventricular maior que 200 bpm.

Está associada a intervalo QT longo.

Gráfico 11.10 – Início da taquicardia ventricular polimórfica tipo *torsades de pointes*

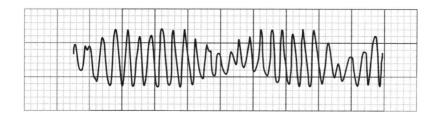

11.3.3.4 Fibrilação ventricular

Quando da presença de uma fibrilação ventricular, o miocárdio, em decorrência de um verdadeiro caos de diferentes grupos de fibras, apresenta uma contração toda descoordenada, ocorrendo queda acentuada do débito cardíaco.

O traçado eletrocardiográfico se apresenta com ausência de qualquer atividade elétrica organizada, não sendo possível identificar ondas P, complexos QRS nem ondas T.

A fibrilação pode apresentar padrão eletrocardiográfico, que a caracteriza como fina e grosseira.

A *fibrilação ventricular grosseira* indica início recente da arritmia, que pode ser facilmente revertida por desfibrilação elétrica; a *fibrilação ventricular fina* geralmente indica que houve um maior tempo desde o início da fibrilação ventricular, e sua resposta à reversão elétrica se torna mais difícil.

Gráfico 11.11 – Fibrilação ventricular

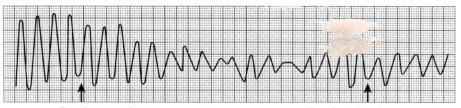

Traçado mostrando uma fibrilação ventricular grosseira

Traçado mostrando uma fibrilação ventricular fina

11.4 Extrassístoles

São batimentos precoces, em geral, referidos pelos pacientes com sensação de falhas e podem ter origem em qualquer lugar no coração. São consequentes a várias doenças cardíacas, entretanto, muitas das vezes, ocorrem em coração normal, sem consequências.

Seus tipos são: supraventricular e ventricular.

11.4.1 Extrassístole supraventricular

11.4.1.1 Extrassístole sinusal

Conceito
Batimento precoce, com origem no NSA, de baixa incidência e benigno.

Etiologia
- em indivíduos normais;
- portadores de cardiomiopatia.

Características eletrocardiográficas
- presença de onda P prematura;
- onda P de morfologia igual da onda P sinusal basal:
  - presença de pausa não compensatória;
  - intervalo PR da extrassístole é igual ao PR do complexo basal.

11.4.1.2 Extrassístole atrial

Conceito

Extrassístole atrial é o batimento prematuro que substitui um batimento de origem sinusal, que viria logo a seguir.

Etiologia

- em indivíduos normais;
- doenças valvulares;
- hipertensão arterial sistêmica;
- coronariopatia.

Características eletrocardiográficas

- presença de onda P prematura;
- onda P de morfologia diferente da onda P sinusal;
- presença de pausa compensatória, pós-extrassistólica, não completa;
- onda T (repolarização ventricular) igual ao do ritmo sinusal precedente;
- pode ocorrer extrassístole em que a onda P é bloqueada, não aparecendo, neste caso, o complexo QRS.

Gráfico 11.12 – Extrassístole atrial

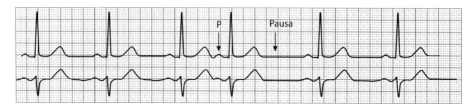

Gráfico 11.13 – Extrassístole atrial com ausência do QRS (P bloqueada)

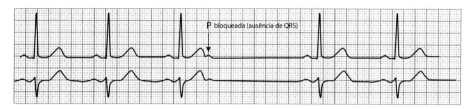

11.4.1.3 Extrassístole juncional

- batimento ectópico originado na junção AV;
- onda P não visualizada;
- QRS de morfologia similar ao do ritmo basal.

Gráfico 11.14 – Extrassístole supraventricular (juncional)

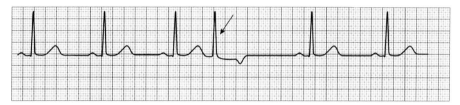

11.4.2 Extrassístole ventricular

Etiologia
- indivíduos normais;
- hipertensão arterial;
- cardiomiopatias;
- intoxicação medicamentosa (digital, quinidina, antidepressivos tricíclicos);
- processos infecciosos.

Características eletrocardiográficas

- segmento ST e onda T têm direções opostas ao QRS;
- QRS prematuro e alargado, podendo ser bizarro;
- quando a extrassístole é oriunda do:
  - ventrículo direito, o QRS tem aspecto semelhante ao BRE;
  - ventrículo esquerdo, tem QRS semelhante ao BRD;
- intervalo de acoplamento constante (intervalo de tempo entre o QRS normal e o extrassistólico que o sucede), quando as extrassístoles têm origem no mesmo foco;
- pausa completa, ou seja, a soma dos intervalos pré e pós-extrassistólicos é igual a dois ciclos sinusais normais;
- ausência da onda P precedendo o QRS.

Gráfico 11.15 – Extrassístole ventricular

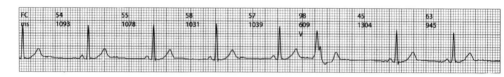

As extrassístoles ventriculares recebem conotações em razão de sua apresentação.

A) Morfologia
    a. Unimórficas
    b. Polimórficas

B) Relação
    a. Isoladas
        i. Isoladas
        ii. Bigeminadas
        iii. Trigeminadas

b. Repetitivas

    i. Pareadas

    ii. Taquicardia ventricular não sustentada (TVNS)

    iii. Ritmo idioventricular

Várias tentativas foram feitas com o objetivo de se estabelecer um grau de risco diante da presença de extrassístoles. Os critérios utilizados são: o número presente por hora, o tipo de morfologia, e seu caráter repetitivo. Dentre tantas, a mais conhecida é a de Lown.

Quadro 11.2 – Extrassístoles ventriculares na classificação de Lown (grau de risco)

Grau	Características
0	Sem arritmia
1	EV isolada, ocasional
2	Frequente (mais que 1/min ou 30/h)
3	Polimórficas
4	Repetitivas (a = pares; b = salvas)
5	Precoces (R/T)

11.4.2.1 Extrassístoles ventriculares isoladas

- *Isolada*: quando a extrassístole (ES) sozinha ocorre entre dois batimentos normais.

- *Bigeminada*: quando ocorre uma extrassístole para cada batimento normal.

- *Trigeminada*: quando ocorre uma extrassístole para cada dois batimentos normais.

Gráfico 11.16 – Extrassístole isolada

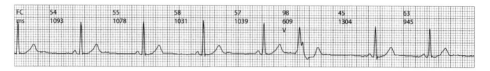

Gráfico 11.17 – Extrassístole bigeminada

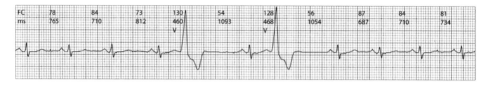

Gráfico 11.18 – Extrassístole trigeminada

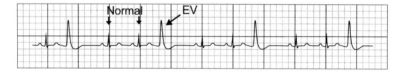

11.4.2.2 Extrassístoles ventriculares repetitivas

A condição denominada repetitiva é considerada quando ocorrem duas ou mais extrassístoles seguidas:

- *Pareadas*: quando ocorrem dois batimentos (duas extrassístoles) seguidos.
- *Taquicardia ventricular*: quando ocorrem três extrassístoles seguidas com frequência cardíaca maior de 100 bpm (lembrando que a condição de não sustentada é estabelecida quando a duração da taquicardia é menor de 30 s).

- *Ritmo idioventricular*: quando ocorrem três extrassístoles seguidas com frequência cardíaca menor de 100 bpm.

Gráfico 11.19 – Taquicardia ventricular não sustentada

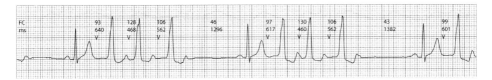

Gráfico 11.20 – Ritmo idioventricular

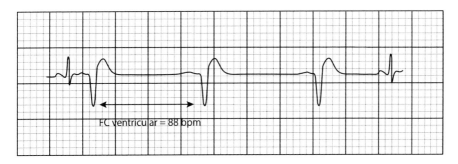

12

Eletrocardiograma nos distúrbios eletrolíticos

As alterações das concentrações intra e extracelulares dos eletrólitos, ao ultrapassarem determinados limites, influenciam as diferentes fases do potencial de ação transmembrana, podendo ser registradas variações morfológicas no ECG.

Os distúrbios dos íons potássio e cálcio, principalmente, podem ser registrados no ECG, lembrando que há limitações; pois alterações prévias, como aquelas secundárias a miocardiopatias, alterações provocadas por drogas e por doenças sistêmicas, podem limitar a interpretação do ECG.

As alterações eletrocardiográficas são determinadas especialmente pela relação entre as concentrações intra e extracelulares do íon.

12.1 Potássio (K)

Está armazenado principalmente nas células musculares esqueléticas. Normal: 3,5 a 5,5 mEq/L.

O potássio (K) oriundo da dieta é todo absorvido no tubo gastrointestinal, entrando na célula pela bomba Na-K-ATPase. Seus hormônios reguladores são:

- *Insulina*: influxo de K para célula.
- *Adrenalina*: influxo de K para a célula.
- *Aldosterona*: promove retenção de Na e excreção de K e H$^+$.

12.1.1 Hiperpotassemia

Na hiperpotassemia, ocorre diminuição da relação K intracelular--K extracelular, levando o potencial transmembrana de repouso para níveis mais próximos de zero. Ultrapassando um nível crítico, ocorre diminuição da velocidade de entrada de sódio para a célula e da velocidade de ascensão do potencial durante a fase zero. Isso resulta em alargamento do QRS. As seguintes alterações registradas no ECG estão relacionadas aos níveis do K estimado no sangue:

- ondas T pontiagudas, estreitas e amplas;
- alargamento do QRS;
- aumento do intervalo PR;
- alterações do segmento ST;
- arritmias.

Gráfico 12.1 – Hiperpotassemia

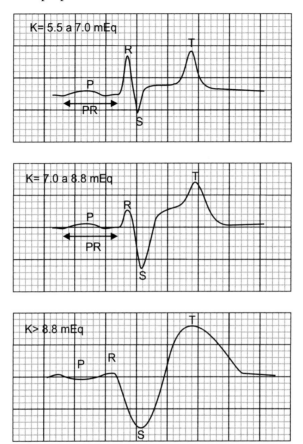

A primeira alteração eletrocardiográfica no ECG de um paciente com hipercalemia (hiperpotassemia) é a onda T apiculada.

12.1.2 Hipopotassemia

Na hipopotassemia (hipocalemia), ocorrem alterações inversas às da hiperpotassemia. Ocorre uma menor velocidade de saída de potássio do meio intra para o extracelular, acarretando na diminuição da velocidade da fase 3, com o aumento no tempo de sua inscrição.

Registra-se diminuição da amplitude da onda T, com aumento de sua duração. Pode ser registrada uma onda denominada de onda U, após a onda T (origem da onda U: em razão da maior duração da repolarização ventricular, a repolarização das fibras de Purkinje pode exteriorizar-se com maior nitidez, gerando, assim, a onda U).

As alterações registradas no ECG:

- alterações da onda P;
- aumento da amplitude e da duração do complexo QRS;
- alterações do segmento ST e da onda T;
- aumento da amplitude da onda U;
- arritmias.

Gráfico 12.2 – Hipopotassemia

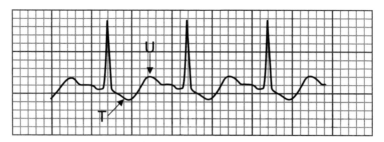

12.2 Cálcio (Ca)

É um mediador de diversas reações enzimáticas, da cascata da coagulação e da transmissão neuromuscular.

A sua absorção se faz por:

- *Transporte ativo (principalmente duodeno) do cálcio*: mediado pela ação do calcitriol.

- *Transporte passivo*: ocorre quando a concentração de cálcio no intestino é alta.

- *Reabsorção de cálcio pelos rins*: 60% pelo túbulo contorcido proximal (absorvido juntamente com o Na); 20% a 25% pelo ramo ascendente da alça de Henle; e 20% a 15% pelo túbulo contorcido distal.

O metabolismo é regulado por:

- *Calcitriol*: aumenta o transporte de Ca no intestino.
- *PTH*: aumenta a atividade dos osteoclastos, aumenta a reabsorção de Ca no túbulo contorcido proximal (TCP) e estimula a produção de calcitriol pelos rins.

12.2.1 Hipercalcemia

Ocorre diminuição da duração da fase 2 do potencial transmembrana de ação. As alterações registradas no ECG são:

- raramente aumento da amplitude da onda U;
- pode ocorrer aumento da duração do QRS;
- arritmias.

12.2.2 Hipocalcemia

Ocorre o inverso da hipercalcemia, havendo aumento da duração da fase 2 do potencial transmembrana de ação. As alterações registradas no ECG são:

- aumento da duração do segmento ST;
- aumento do intervalo QTc;
- alterações da onda T.

Gráfico 12.3 – Hipercalcemia e hipocalcemia

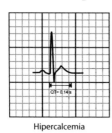
Hipercalcemia

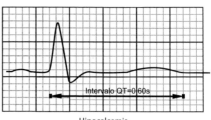
Hipocalcemia

Hipercalcemia: diminuição do intervalo QT e ausência do segmento ST.

Hipocalcemia: aumento do intervalo QT com duração normal da onda T.

13

Infarto agudo do miocárdio

A obstrução total de uma das artérias do coração, que chamamos de *coronária*, causa o infarto agudo do miocárdio (IAM).

A doença aterosclerótica responsável pelo IAM decorre da presença de ateroma(s) e de uma trombose que se forma. Hipertensão arterial, tabagismo, dislipidemia, diabetes e sedentarismo são importantes fatores que causam a aterosclerose.

Quando do IAM, uma sequência de eventos se segue; inicialmente, acontece uma isquemia, seguida da lesão (injúria), e depois a necrose (infarto). Pode-se dizer que a isquemia ocorre dentro de segundos; e a lesão, dentro de 20 a 40 min. A evolução para o infarto se inicia em cerca de 1 a 2 h.

Na vigência do IAM, podem ser registradas três alterações eletrocardiográficas ao longo da sua evolução.

13.1 Isquemia

Manifesta-se no ECG por alterações da onda T. O vetor de isquemia afasta-se da região isquêmica e, nesta condição, sendo a isquemia localizada na região subendocárdica, o vetor terá a orientação da região subendocárdica para subepicárdica. Com a aproximação do vetor em relação ao eletrodo, será registrado no ECG uma ONDA T positiva, simétrica e pontiaguda. Em contrapartida, na isquemia subepicárdica, o vetor de isquemia orienta-se para o endocárdio, afastando-se do eletrodo, e a onda T será negativa.

Gráfico 13.1 – Onda T isquêmica evidente em V3, V4 e V5, registrando isquemia subepicárdica

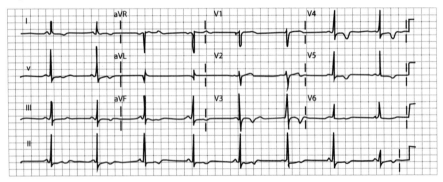

13.2 Lesão

A lesão representa um comprometimento passível de reversão. Na maioria das vezes, é a primeira alteração detectada no ECG de um paciente com IAM. Caracteriza-se por alterações do segmento ST. O vetor de lesão aponta para a região lesada. Assim, na lesão subepicárdica, observa-se supradesnivelamento do segmento ST, e, na lesão subendocárdica, o segmento ST está infradesnivelado. Na maioria das vezes, é a primeira alteração detectada no ECG de um paciente com IAM.

Gráfico 13.2 – Alterações do segmento ST

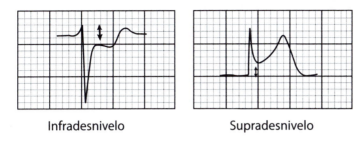

Infradesnivelo　　　　　Supradesnivelo

Gráfico 13.3 – Supradesnivel de ST na parede inferior (DII, DIII e aVF), parede lateral (V5 e V6) e infradesnivelo em V1 e V2

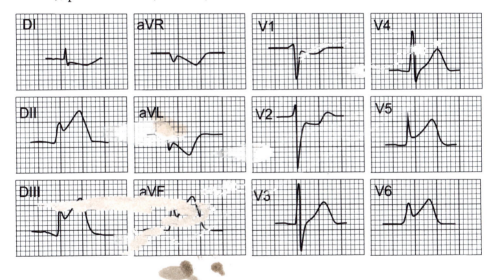

13.3 Necrose

A alteração típica do ECG na necrose é a alteração no complexo QRS representada pela presença de ondas Q anormais. As ondas Q são consideradas anormais se tiverem duração de 0,04 s e profundidade maior que 25% da altura da onda R, na mesma derivação. Elas correspondem ao vetor de necrose que foge da região infartada.

Gráfico 13.4 – Presença de ondas Q em DII, DIII, AVF, V5 e V6, bem como de BAV do 1º grau

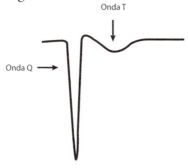

Quadro 13.1 – Localização do IAM com supra de ST, inscrição no ECG e coronária comprometida

Localização do IAM	Supra de ST	Coronária Relacionada
Anterior	V1 a V4	Descendente anterior
Anterior extenso	V1 a V6	Descendente anterior
Inferior	DII, DII e AVF	Coronária direita
Lateral	V5, V6 ou DI e AVL	Marginal esquerda ou diagonal
Dorsal ou posterior	V7, V8 ou infra ST V1 e V2	Direita ou circunflexa
VD	V3R e V4R ou V1 isolado	Direita ou circunflexa

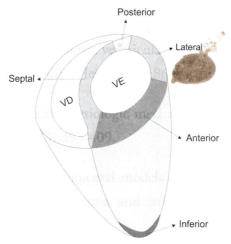

Figura 13.1 – Localização do IAM no ventrículo esquerdo.

Gráfico 13.5 – Presença de supradesnivelo de V1 a V6: IAM (infarto agudo do miocárdio) no anterior extenso

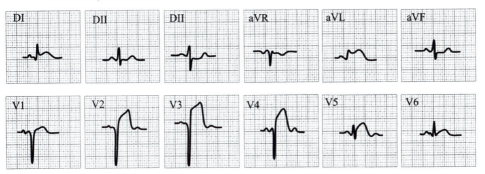

13.3.1 Onda T

Representa a recuperação ventricular (repolarização) e sua alteração pode estar relacionada a doenças cardíacas, alterações iônicas (potássio) e intoxicação medicamentosa (digital).

Gráfico 13.6 – Onda T: diferentes formas de apresentações

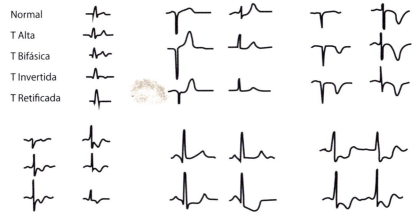

Gráfico 13.7 – Presença de supradesnivelo do segmento ST de DII, DIII e aVF (parede inferior) e presença de bloqueio do ramo direito

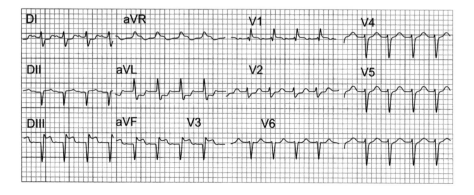

Gráfico 13.8 – Presença de supradesnivelo do segmento ST de DII, DIII e aVF (parede inferior) e ondas Q profundas (QS) de V1 a V3 (parede septal e anterior): IAM inferior com zona inativa (necrose) anterosseptal

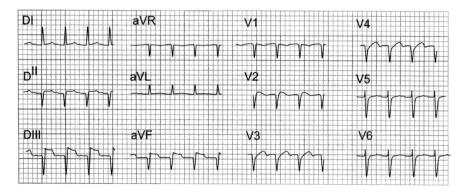

Gráfico 13.9 – Presença de supradesnivelo de ST de V2 a V5 (IAM) no anterior extenso: acometendo a parede septal (V2), anterior (V3 e V4) e parede lateral (V5). Presença na parede inferior (DII, DIII e aVF) de onde R pequena (r) seguida de onda S grande, indicando presença de BDAS

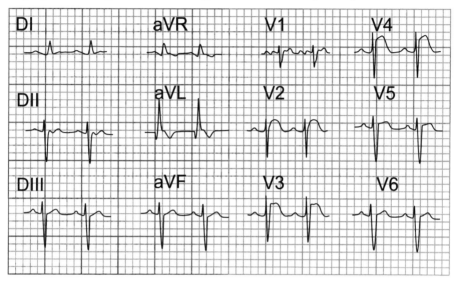

13.4 Localizações do IAM no ventrículo esquerdo

A região epicárdica é constituída pela metade ou por um terço externo da parede ventricular e responde pela presença da onda R no ECG, enquanto a região endocárdica é constituída, em média, por dois terços ou pela metade interna da parede ventricular.

A região epicárdica é pobre em fibras de Purkinje, enquanto a região endocárdica é rica nessas fibras, ocorrendo, assim, uma ativação quase instantânea nessa região, não contribuindo para a presença da onda R.

Lembrar que o vetor (representando as forças elétricas):

- afasta-se da região isquêmica (a isquemia se instala, em geral, 20 min após o início da oclusão coronária);
- aproxima-se da região de injúria (instala-se a 20 min após a oclusão);

- afasta-se da região de necrose (se instala 6 a 12 h após a oclusão).

Infarto subepicárdico: conforme mostra a Figura 13.2, em um eletrodo colocado na região de V5 e V6, observa-se supradesnivelo de ST, onda T negativa e presença de onda Q patológica, a qual aparece na evolução do IAM. Em contraposição, um eletrodo colocado em lado oposto registrará as deflexões de maneira inversa em relação a V5 e V6.

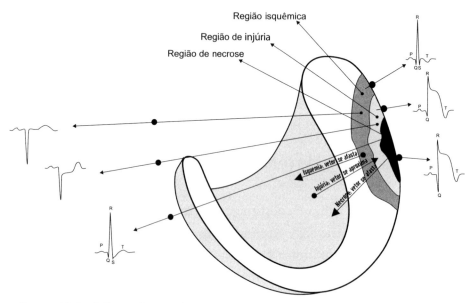

FIGURA 13.2 – Infarto subepicárdico.

Infarto subendocárdico (infarto sem onda Q): conforme mostra a Figura 13.3, em um eletrodo colocado na região de V5 e V6, observam-se efeitos isquêmicos com a presença de infradesnivelo do ST. O complexo QRS pode não se alterar, pois a região responsável pela ativação registrada no ECG não é afetada (região subepicárdica).

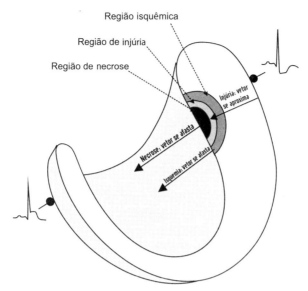

Figura 13.3 – Infarto subendocárdico.

Infarto transmural: engloba a região subepicárdica e endocárdica, bem como altera o QRS, sendo difícil sua diferenciação com o infarto subepicárdico (Figura 13.4).

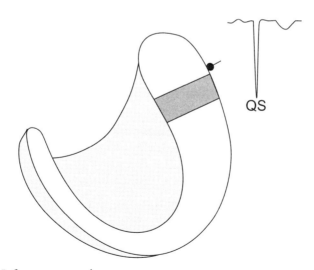

Figura 13.4 – Infarto transmural.

14
Parada cardíaca

A parada cardíaca, também chamada de *morte súbita*, ocorre em virtude de uma abrupta parada do funcionamento do coração, que, consequentemente, cessa a distribuição de sangue e os tecidos começam a sofrer os efeitos da falta de oxigenação.

O cérebro, centro essencial do organismo, começa a morrer após cerca de 3 min, privado de oxigênio. A principal causa subjacente da morte súbita é a doença das artérias coronárias.

O ECG pode registrar os três tipos de traçados ao lado:

Gráfico 14.1 – Fibrilação ventricular

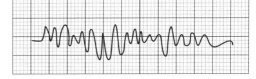

Gráfico 14.2 – Taquicardia ventricular

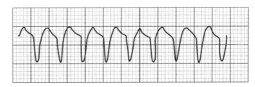

Gráfico 14.3 – Assistolia

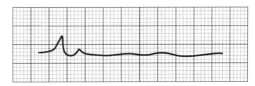

15
Marca-passo

15.1 Definição

Os marca-passos são aparelhos destinados a monitorar o ritmo cardíaco, possuindo a capacidade de emitir um estímulo elétrico, desde que a frequência cardíaca seja menor que a frequência programada do marca-passo.

15.2 Constituição

São constituídos basicamente por uma bateria, um circuito elétrico e um eletrodo.

15.3 Funcionamento

O eletrodo do marca-passo colocado em contato com o músculo cardíaco é capaz de sentir sua atividade elétrica e emitir estímulos.

A emissão de estímulos será decorrente da frequência cardíaca menor que a frequência programada no marca-passo. O estímulo acontece quando, após um determinado tempo programado, o marca-passo não sente a atividade elétrica do coração.

O eletrodo pode ser colocado em contato com qualquer das câmaras cardíacas, átrios ou ventrículos. O eletrodo colocado no átrio sente e pode estimular esta câmara. A cada estimulação que se dá ao átrio, segue--se uma contração atrial (onda P), e se a condução AV estiver íntegra, a presença do QRS normal indica que o átrio deve ter sido capturado para que a condução ventricular possa ter ocorrido.

O eletrodo colocado no ventrículo sente e pode estimular esta câmara. No ECG, vemos a onda P independente do complexo QRS, sendo este precedido pela espícula do marca-passo.

Quando colocados dois eletrodos, um no átrio e outro no ventrículo, cada um pode sentir e estimular a câmara com a qual está em contato.

A estimulação regular do átrio suprime a atividade elétrica atrial espontânea, observando-se no ECG as espículas de estimulação do marca-passo e a atividade elétrica decorrente delas. Habitualmente, os marca-passos são designados por letras maiúsculas que indicam o seu modo de estimulação.

15.3.1 Códigos das letras

- A primeira letra significa a câmara que o MP está estimulando = A (átrio).
- A segunda letra significa a câmara que o MP está sentindo = A (átrio).
- A terceira letra significa o modo de operação do MP: se houver inibição quando sentir a atividade espontânea = I (inibir); se houver emissão de estímulo quando sentir a atividade espontânea = T (*trigger*); ou se for capaz de fazer as duas = D (*doublé*).

Exemplo: um marca-passo tipo VVI

Sente o ventrículo = V

Estimula o ventrículo = V

Inibido quando sente a atividade ventricular = I

Um marca-passo pode ter a capacidade de estimular as duas câmaras cardíacas, átrio (A) e ventrículo (V), sendo, então, denominado D (*doublê*). Quando ele sentir as duas câmaras, átrio (A) e ventrículo (V), também será chamado = D (*doublê*). Pode possuir a capacidade tanto de se inibir (I) quanto a de estimular (T), sendo também denominado D (*doublê*).

Exemplo: um marca-passo tipo DDD

Sente o átrio e o ventrículo = D

Estimula o átrio e o ventrículo = D

Inibido quando sente a atividade ventricular e estimula = D

15.4 Histerese

É a propriedade de um marca-passo poder aguardar a atividade do coração por um tempo (exemplo: 1.200 ms ou 50 bpm) e estimular o coração com outro tempo (exemplo: 100 ms ou 60 bpm).

Um MP com eletrodos colocados nas duas câmaras pode ter várias combinações de funcionamento. Exemplo: se só estimula o ventrículo = V, sente átrio e ventrículo = D e, em resposta se inibe e estimula = D, teremos VDD.

15.5 Função antitaquicardia

Alguns modelos possuem, ainda, a função antitarquicardia, que possibilita o tratamento de pacientes que possuem taquiarritmias. Atualmente, esta função se limita praticamente a desfibriladores automáticos implantáveis.

Estudo eletrofisiológico

A complexidade das arritmias e suas consequências acabam por impor a necessidade de se incorporar uma intervenção minuciosa e, muitas vezes, um tratamento invasivo.

O estudo eletrofisiológico (EEF) possibilita analisar o funcionamento do sistema elétrico do coração, permitindo análise detalhada das arritmias cardíacas e abrindo caminho para uma possível intervenção não medicamentosa.

Utilizando-se da introdução de cateteres especiais (tubos finos e flexíveis especiais) por via venosa (a mais comum) ou por via arterial, estuda-se o sistema elétrico cardíaco, sendo possível identificar o mecanismo e o local do aparecimento de certas arritmias cardíacas.

Este método diagnóstico pode:

- esclarecer sintomas como síncopes (desmaios), pré-síncopes, tonturas e palpitações ("batedeira") ou dos que se recuperaram de morte súbita;
- esclarecer o mecanismo e a origem das arritmias;
- avaliar a eficácia de drogas antiarrítmicas;
- avaliar o funcionamento do cardioversor-desfibrilador implantável, semelhante ao aparelho de marca-passo.

O estudo eletrofisiológico (EEF) e a ablação com radiofrequência são considerados métodos seguros, mas eventualmente podem ocorrer algumas complicações:

- hematoma;
- trombose;
- infecção no local da via de acesso do procedimento;
- raramente, pode haver necessidade de implante de marca--passo (isso pode acontecer porque a via anormal elétrica pode estar muito próxima no sistema normal de condução, podendo acontecer uma lesão acidental dessa via).

16.1 Ablação por radiofrequência

A ablação por radiofrequência (ARF) é um tipo de tratamento que pode ser utilizado em certas arritmias, aplicando-se uma energia de radiofrequência sob o local de sua origem, destruindo-o.

Nem todo EEF se acompanhará de uma ARF; entretanto, quando indicado o uso de ARF, poderá ser feita no mesmo momento.

Este tema é um capítulo importante nos estudos e no tratamento das arritmias cardíacas, devendo ser discutido por *arritmologistas*, os especialistas em arritmias cardíacas.

Parte 4

Aplicação prática

Exercícios

A seção de exercícios apresenta diferentes traçados eletrocardiográficos. O leitor deverá analisá-los e consultar as respectivas respostas na sequência.

Gráfico 1

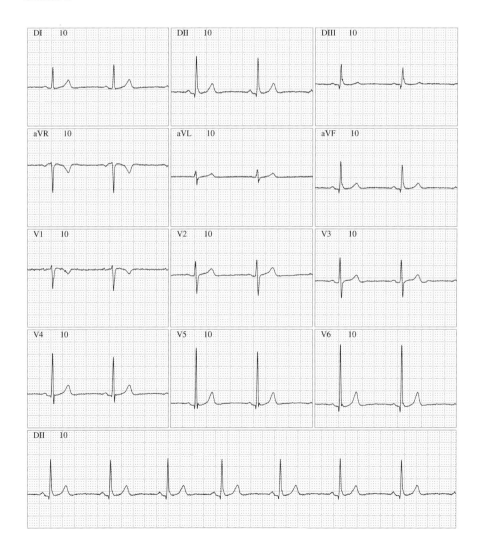

Resposta (Homem com 55 anos)

Revisando a sequência para uma boa análise do ECG

1. Identificação: 55 anos e masculino.
2. Ritmo e frequência:
   Ritmo sinusal (uma onda P precedendo cada QRS, sendo positiva em DI e aVF, e negativa em aVR) e regular (intervalos RR regulares).
   Frequência = 62 (normal; cálculo: $1.500 \div 24$).
3. Onda P: duração e amplitude normal.
4. Intervalo PR: 0,16 s (normal).
5. Complexo QRS: estreito (0,08 s: normal).
   A deflexão das paredes livres dos ventrículos (onda R) está positiva em DI e aVF, portanto está entre +0° e +90°. Está isodifásica em aVL (primeiro complexo), lembrando que a derivação perpendicular à aVL é a DII, e ela está positiva; assim, o eixo do QRS está em +60°.
   Onda R negativa em V1: dirigindo-se para trás.
6. Segmento ST: normal.
7. Onda T: comportamento normal. Negativa apenas em aVR (acompanha o QRS), achado normal.
8. Intervalo QT: normal.
9. Conclusão: eletrocardiograma dentro da normalidade.

Gráfico 2

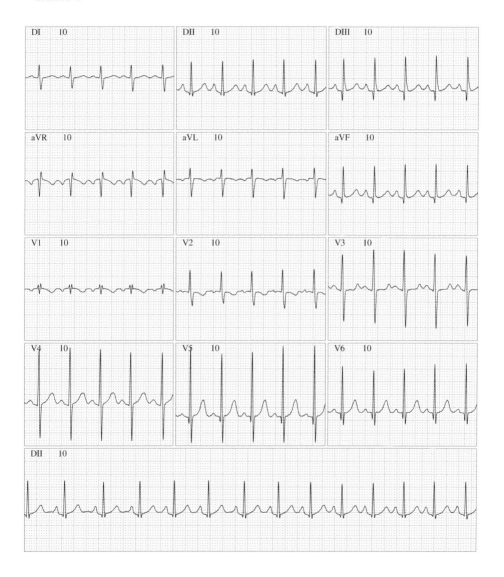

Resposta (Homem com 8 anos)

1. Identificação: 8 anos (criança) e masculino.
2. Ritmo sinusal e regular taquicárdico (FC>100)(FC do traçado = 116).
3. Onda P: duração e amplitude normal.
4. Intervalo PR: 0,15 s (normal).
5. QRS: estreito (0,08 s: normal). Em V1, o QRS apresenta padrão rSr´ (pensa-se em BRD, mas a duração do QRS é normal, daí classifica-se como distúrbio de condução do ramo direito).
6. Direção da despolarização: +90º (normal).
7. Onda T: comportamento normal.
8. Conclusão: taquicardia sinusal com distúrbio de condução do ramo direito.

Gráfico 3

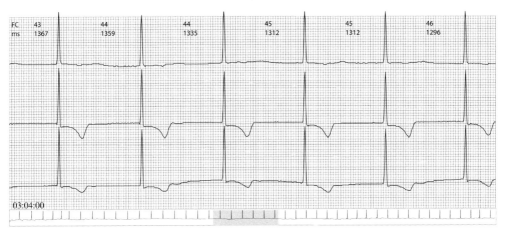

Resposta

1. Ritmo: não se observa a onda P, isto nos leva a pensar em ritmo juncional. Frequência cardíaca = 45 bpm.
2. QRS: estreito (0,07 s: normal).
3. Onda T: invertida (negativa).
4. Conclusão: ritmo de bradicardia juncional com alteração da repolarização (isquemia?).

Gráfico 4

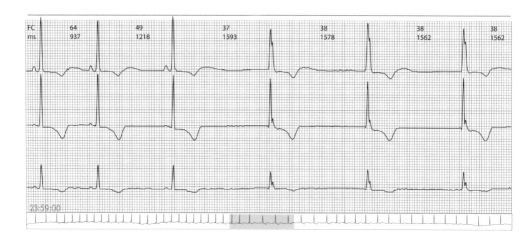

Resposta

1. Ritmo sinusal que se alterna com ritmo juncional (4º, 5º e 6º complexos sem onda P) e bradicárdico (FC<50). A FC torna-se menor com o ritmo juncional.
2. Onda P: duração e amplitude normal.
3. Intervalo PR: 0,10 s (normal).
4. QRS: estreito e, na presença do ritmo juncional, ele se alarga.
5. Onda T: invertida (negativa).
6. Conclusão: ritmo alternante (sinusal/juncional) bradicárdico, com alteração da repolarização (isquemia?)

Gráfico 5

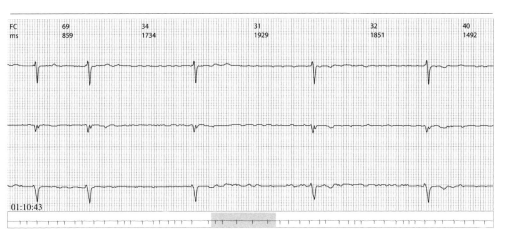

Resposta

1. Ritmo: onda P não identificável, irregular (intervalos RR irregulares) e bradicárdico (FC<50 bpm).
2. QRS: estreito.
3. Onda T: retificada.
4. Conclusão: fibrilação atrial com FC baixa e alteração da repolarização.

Gráfico 6

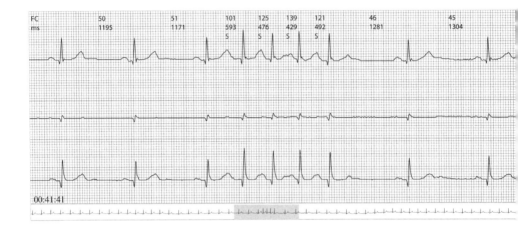

Resposta

1. Traçado inicialmente sinusal e bradicárdico (FC<50 bpm). A partir do 3º batimento, nota-se uma salva de quatro batimentos consecutivos, de início precoce, com QRS estreito (extrassístoles supraventriculares). Salvas de três ou mais batimentos, FC>100, caracterizam uma taquicardia. A duração menor que 30 s classifica a taquicardia não sustentada.
2. Intervalo PR: 0,16 s (normal).
3. Conclusão: taquicardia supraventricular não sustentada.

Exercícios | 147

Gráfico 7

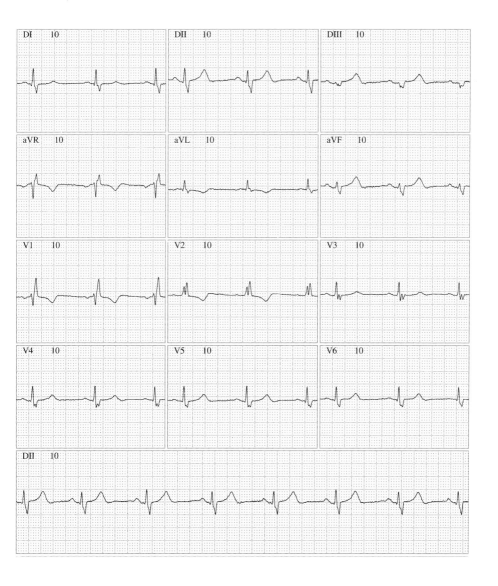

Resposta (Mulher com 55 anos)

Revisando a sequência para uma boa análise do ECG

1. Identificação: 55 anos e feminino.
2. Ritmo e frequência: ritmo sinusal (uma onda P precedendo cada QRS, sendo positiva em DI e aVF, e negativa em aVR) e regular (intervalos RR regulares).
   Frequência = 60 (normal; cálculo: 1.500 ÷ 25 [número de quadrados pequenos])
3. Onda P: duração e amplitude normal.
4. Intervalo PR: 0,16 s (normal).
5. Complexo QRS: largo (0,12 s: aumentado).
   Nota-se na parede inferior (DII, DII e aVF) predomínio da onda S. Esse achado caracteriza a presença de BDAS (bloqueio divisional superior do ramo esquerdo).
   Em V1 e V2: QRS apresenta padrão rSR´ (pensa-se em BRD e como a duração do QRS está aumentada, classifica-se a alteração como bloqueio do ramo direito).
6. Segmento ST: normal.
7. Onda T: negativa em V2 (secundária ao bloqueio) e em aVL (alteração da repolarização em parede lateral alta).
8. Intervalo QT: 0,44 s (normal).
9. Conclusão: ritmo sinusal com presença de BDAS e BRD.

Gráfico 8

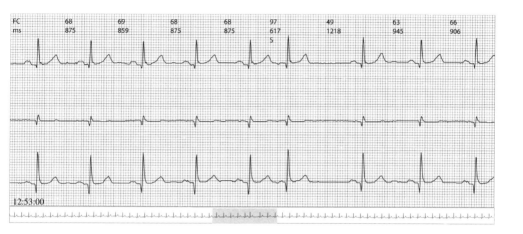

Resposta

1. Traçados com ritmo sinusal, FC normal e com QRS estreito. O 6º batimento ocorre mais precocemente (extrassístole) com QRS semelhante ao do ritmo basal.
2. Intervalo PR: 0,16 s (normal).
3. Conclusão: ritmo sinusal com presença de extrassístole supraventricular.

Gráfico 9

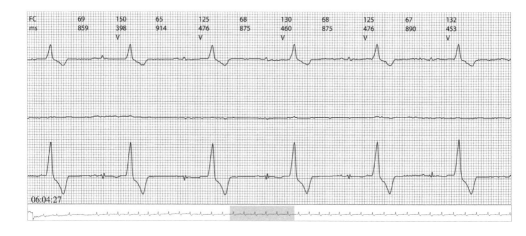

Resposta

1. Traçados em ritmo sinusal. Presença de batimentos precoces (extrassístoles), pós-complexos sinusais, com QRS largo, caracterizando extrassístoles ventriculares. Nota-se que para cada complexo sinusal ocorre uma extrassístole ventricular, caracterizando a condição de bigeminismo.
2. Intervalo PR: 0,10 s (normal).
3. Onda T: retificada nos complexos sinusais.
4. Conclusão: traçados com ritmo sinusal e presença de bigeminismo ventricular.

Gráfico 10

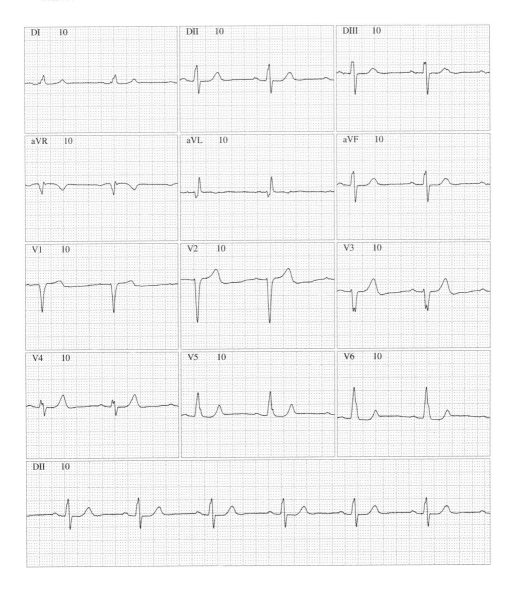

Resposta (Homem com 60 anos)

Revisando a sequência para uma boa análise do ECG

1. Identificação: 60 anos e masculino.
2. Ritmo e frequência: ritmo sinusal (uma onda P precedendo cada QRS, sendo positiva em DI e aVF, e negativa em aVR) e regular (intervalos RR regulares)
   Frequência = 53 (normal; cálculo: 1.500 ÷ 28).
3. Onda P: duração e amplitude normal.
4. Intervalo PR: 0,20 s (normal: limite superior da normalidade).
5. Complexo QRS: largo (0,12 s: aumentado).
   Nota-se em DI e V6 (QRS largo e positivo).
6. Segmento ST: normal.
7. Onda T: normal. A sua polaridade acompanha o QRS.
8. Intervalo QT: normal (0,44 s).
9. Conclusão: ritmo sinusal com bloqueio do ramo esquerdo.

Gráfico 11

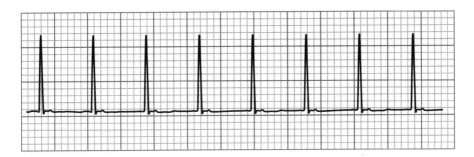

Resposta

1. Traçado com QRS estreito, intervalo RR regular e FC = 187. Não é possível identificar a onda P. Lembrar que todas as taquicardias com QRS estreito são supraventriculares. No entanto, na prática diária, utiliza-se o termo taquicardia supraventricular, para aquelas que se originam de diferentes mecanismos: reentrada nodal e atrioventricular.
Exemplo: uma taquicardia de origem de um foco automático localizado na parede atrial é uma taquicardia supraventricular; entretanto, em razão de seu mecanismo de origem, ela é denominada de taquicardia atrial.
2. Conclusão: taquicardia supraventricular.

Gráfico 12

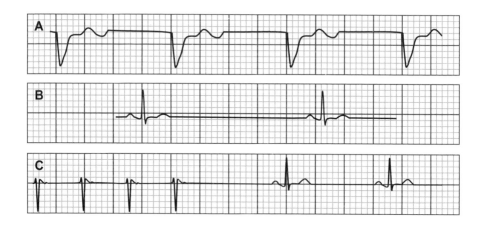

Resposta

Observam-se três traçados:

A. Presença de uma espícula precedendo o QRS: marca-passo.
B. Dois complexos com onda P, QRS estreito e intervalo RR com FC = 48: bradicardia sinusal.
C. Quatro batimentos iniciais sem visualização da onda P, QRS estreito e FC = 187, indicando taquicardia supraventricular.

Gráfico 13

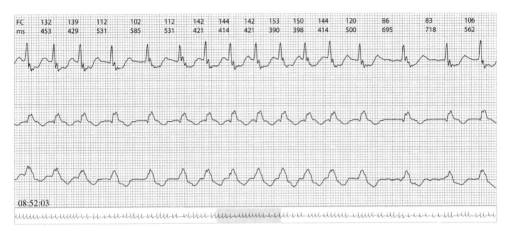

Resposta

1. Traçado com QRS largo, intervalo RR irregular e FC variando em torno de 140. Não é possível identificar a onda P.
   Lembrar: onda P não visualizada e RR irregular, condição típica para o diagnóstico de fibrilação atrial.
2. Conclusão: fibrilação atrial, com QRS largo e FC elevada.

Gráfico 14

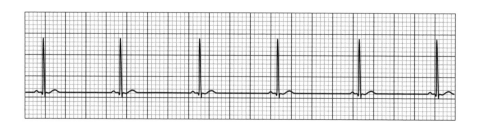

Resposta

1. Traçado com QRS estreito, intervalo RR regular e FC=83. É possível identificar a onda P.
2. Conclusão: complexos sinusais com FC normal.

Gráfico 15

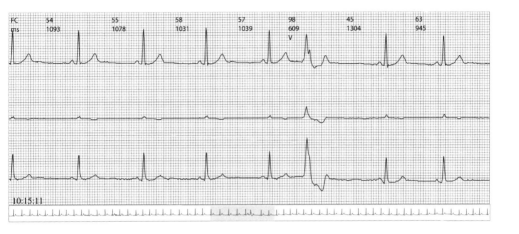

Resposta

1. Traçados em ritmo sinusal com QRS estreito. No sexto batimento, ocorre um batimento precoce (extrassístole) com QRS largo, caracterizando extrassístole ventricular. Observar que, após a extrassístole, ocorre uma pausa mais prolongada.
2. Conclusão: traçado com ritmo sinusal e presença de uma extrassístole ventricular.

Gráfico 16

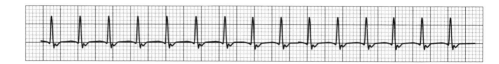

Resposta

1. Traçado com QRS estreito, intervalo RR regular e FC = 187. Não é possível identificar a onda P. Para efeito de exercício, notar que a duração da arritmia é de 4,46 s (sustentada a duração é > 30 s).
2. Conclusão: taquicardia supraventricular não sustentada.

Gráfico 17

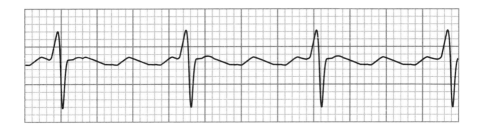

Resposta

1. Traçado com QRS estreito, intervalo RR regular e FC = 87. Onda P (dente de serra) e FC atrial de 250 bpm.
2. *Flutter* atrial. Lembrar:
   Frequência atrial 250 a 350 bpm.
   Onda P em forma de "dente de serra".
   Condição a 2:1 ou 3:1 ou mais.
   RR regular.
3. Conclusão: *flutter* atrial.

Gráfico 18

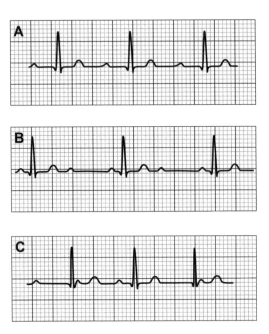

Resposta

A. Neste traçado, nota-se uma onda P para cada QRS, o qual se apresenta estreito. Nota-se que o intervalo PR está maior que o normal (normal até 0,20 s).
Conclusão: BAV do 1º grau.

B. Neste traçado, nota-se uma onda P que não conduz o QRS, e outra que conduz. Existe aí para cada dois estímulos atriais, apenas um conduz o QRS, ou seja, promove a contração ventricular.
Conclusão: BAV do 2º grau tipo 2:1.

C. Neste traçado, nota-se que nenhuma onda P se acompanha do QRS. Os ventrículos batem separadamente dos átrios.
Conclusão: BAV do 3º grau (também chamado de bloqueio AV total).

Gráfico 19

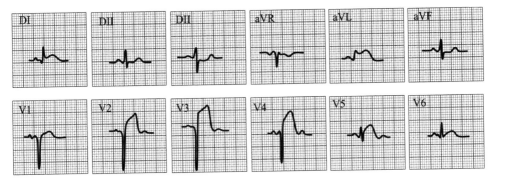

Resposta

1. Presença de uma onda P para cada QRS (estreito). Nota-se que o segmento ST apresenta nas derivações precordiais.
2. Conclusão: infarto agudo do miocárdio anterior extenso.

Gráfico 20

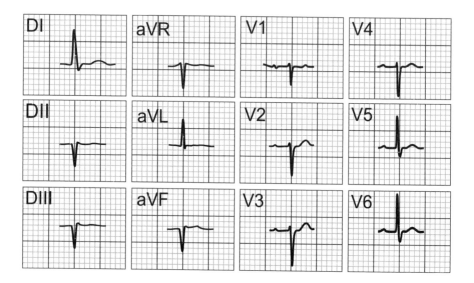

Resposta

1. Presença de uma onda P para cada QRS (estreito). Observa-se na parede inferior (DII, DIII e aVF), a presença apenas da onda Q.
2. Conclusão: zona inferior inativa (necrose inferior).

Gráfico 21

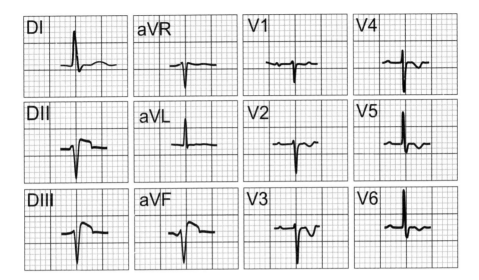

Resposta

1. Presença de uma onda P para cada QRS (estreito). Observa-se na parede inferior (DII, DIII e aVF) supradesnivelo do segmento ST e onda T negativa (isquemia) em todas as derivações precordiais.
2. Conclusão: infarto agudo do miocárdio inferior e isquemia anterior extensa.

Gráfico 22

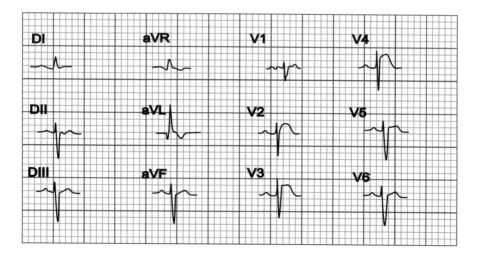

Resposta

1. Presença de ritmo sinusal (uma onda P para cada QRS estreito). Observa-se na parede inferior (DII, DIII e aVF) onda "r" (onda R pequena) e predomínio da onda S, caracterizando BDAS (a presença da pequena onda r afasta o diagnóstico de zona inativa inferior). Presença também de supradesnivelo do segmento ST de V2 a V5, sugerindo a presença de IAM anterior extenso (acomete V2 = parede septal; V3 e V4 = parede anterior; e V5 = parede lateral).
2. Conclusão: infarto agudo do miocárdio anterior extenso mais BDAS.

Gráfico 23

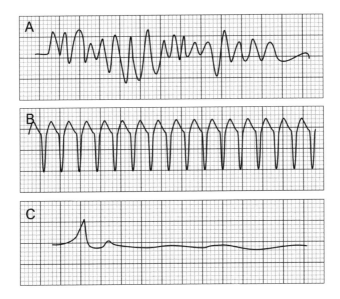

Resposta

Os três traçados são relacionados à condição de uma parada cardíaca:

A. Fibrilação ventricular.
B. Taquicardia ventricular.
C. Assistolia.

Gráfico 24

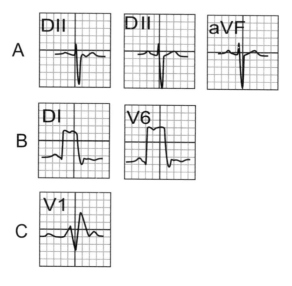

Resposta

Os três traçados relacionados aos bloqueios de ramos e cada qual representa a característica de cada um:

A. BDAS (bloqueio divisional anterossuperior do ramo esquerdo): predomínio da onda S nas três derivações que representam a parede inferior (DII, DIII e aVF).
B. BRE (bloqueio do ramo esquerdo): alargamento do QRS e a forma de torre em V1 e V6.
C. BRD (bloqueio do ramo direito): alargamento do QRS e a forma rSr´ ou, às vezes, rsR´ em V1.

Gráfico 25

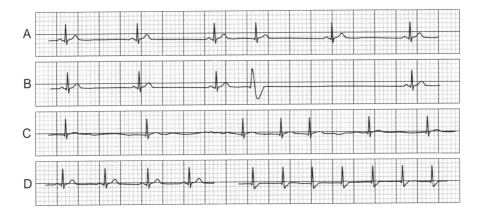

Resposta

A. Ritmo sinusal (uma onda P para cada QRS estreito), regular quando o 4º ocorre precocemente. Esse batimento precoce é uma extrassístole, e por ter o QRS estreito (duração até 0,10 s) é classificado como extrassístole supraventricular.

B. Ritmo sinusal (uma onda P para cada QRS largo), regular quando o 4º ocorre precocemente. Esse batimento precoce é uma extrassístole, e por ter o QRS largo (duração de 0,13 s) é classificado como extrassístole ventricular.

C. Ritmo em que não se observa a onda P e o intervalo RR é irregular. Esses dois fatos caracterizam a fibrilação atrial.

D. Inicialmente há um traçado em ritmo sinusal (uma onda P para cada QRS estreito), regular e FC<100 bpm. No outro não se vê onda P, o intervalo é regular e a FC está elevada; esses critérios classificam a taquicardia supraventricular.

Referências

Camm AJ, Janse MJ, Roden MR, Cinca J, Cobbe SM. Congenital and acquired long QT syndrome. Eur Heart J. 2000;21:1232-7.

Cosin J, Luna AB, Civera RG, Cabader A. Diagnóstico y tratamiento de las arritmias cardiacas. Barcelona: Doyma; 1988.

Fenelon G, Shepard RK, Stambler BS. Focal origin of atrial tachycardia in dogs with rapid ventricular pacing-induced heart failure. J Cardiovasc Electrophysiol. 2003;1:77-9.

Iwai S, Lerman BB. Management of ventricular tachycardia in patients with clinically normal hearts. Curr Cardiol Rep. 2000;2(6):515-21.

Melo CS. Temas de marca-passo. 2. ed. São Paulo: Lemos Editorial; 2004.

Moffa PJ, Sanches PCR. Eletrocardiograma normal e patológico. 7. ed. São Paulo: Roca; 2001. (Série InCor).

Moreira DAR. Fibrilação atrial. 2. ed. São Paulo: Lemos Editorial; 2005.

Rensma PL, Allessie MA, Lammers WJ, Bonke FI, Schalij MJ. The length of the excitation wave as an index for the susceptibility to reentrant atrial arrhythmias. Circ Res. 1988;62(2):395-410.

Richardson AW, Callans DJ, Josephson ME. Electrophysiology of postinfarction ventricular tachycardia: a paradigm of stable reentry. J Cardiovasc Electrophysiol. 1999;10(9):1288-92.

Stambler BS, Fenelon G, Shepard RK, Clemo HF, Guiraudon CM. Characterization of sustained atrial tachycardia in dogs with rapid ventricular pacing-induced heart failure. J Cardiovasc Electrophysiol. 2003;14:499-507.

Volders PG, Vos MA, Szabio B, Sipido KR, de Groot SH, Gorgels AP et al. Progress in the understanding of cardiac early after depolarizations and torsades de pointes: time to revise current concepts. Cardiovasc Res. 2000;46(6):376-92.

Wellens HJ. Electrophysiology: ventricular tachycardia: diagnosis of broad QRS complex tachycardia. Heart. 2001;86:579-85.

Wit AL. Cellular electrophysiologic mechanisms of cardiac arrhythmias. Cardiol Clin. 1990;8(3):393-409.

Wit AL, Janse MJ. Experimental models of ventricular tachycardia and fibrillation caused by ischemia and infarction. Circulation. 1992;85 (1 Suppl):I32-42.

Glossário

AD: átrio direito.

AE: átrio esquerdo.

ARF: ablação por radiofrequência.

aVF: derivação do plano frontal que estuda o potencial da perna esquerda:

 a: aumentada

 V: potencial

 F: *foot* (pé)

aVL: derivação do plano frontal que estuda o potencial do braço esquerdo:

 a: aumentada

 V: potencial

 L: *left* (esquerda)

aVR: derivação do plano frontal que estuda o potencial do braço direito:

 a: aumentada

 V: potencial

 R: *right* (direito)

BAV: bloqueio atrioventricular.

BDAM: bloqueio divisional anteromedial do ramo esquerdo.

BDAS: bloqueio divisional anterossuperior do ramo esquerdo.

BDPI: bloqueio divisional posteroinferior do ramo esquerdo.

BRD: bloqueio de condução pelo ramo direito.

BRE: bloqueio de condução pelo ramo esquerdo.

Complexo QRS: despolarização (contração) ventricular.

Deflexão Q: ativação septal.

Deflexão R: ativação das paredes livres ventriculares.

Deflexão S: ativação da região posterior dos ventrículos.

DI: derivação do plano frontal que estuda a diferença de potencial entre o braço direito e o esquerdo.

DII: derivação do plano frontal que estuda a diferença de potencial entre o braço direito e a perna esquerda.

DIII: derivação do plano frontal que estuda a diferença de potencial entre o braço esquerdo e a perna esquerda.

ECG: eletrocardiograma.

EIC: espaço intercostal.

EICE: espaço intercostal esquerdo.

EEF: estudo eletrofisiológico.

ES: extrassístole.

ESV: extrassístole supraventricular.

EV: extrassístole ventricular.

FC: frequência cardíaca.

IAM: infarto agudo do miocárdio.

Intervalo PP: o intervalo entre duas ondas P.

Intervalo PR: o intervalo que começa no início da onda P e vai até o início do QRS.

Intervalo QT: o intervalo que começa no início do QRS vai até o final da onda T.

Intervalo RR: o intervalo entre duas ondas R.

MIE: membro inferior esquerdo.

MP: marca-passo.

MSD: membro superior direito.

MSE: membro superior esquerdo.

NAV: nó atrioventricular.

NSA: nó sinusal.

Onda P: representa despolarização (contração) atrial.

Onda T: representa repolarização (recuperação) ventricular.

Onda U: pequena deflexão que, às vezes, ocorre após a onda T.

Ponto J: é o ponto onde a onda S se encontra com a linha isoelétrica de repouso. Na ausência da onda S, o ponto J se localiza no término da onda R.

PTH: hormônio da paratireoide ou paratormônio.

QTc: representa o intervalo QT corrigido para frequência cardíaca.

RD: ramo direito.

RE: ramo esquerdo.

SAD: sobrecarga do átrio direito.

SAE: sobrecarga do átrio esquerdo.

Segmento ST: o intervalo que começa ao término da onda S e vai até o início da onda T.

SÂQRS: eixo elétrico do QRS no plano frontal.

SVD: sobrecarga do ventrículo direito.

SVE: sobrecarga do ventrículo esquerdo.

TCP: túbulo contorcido proximal renal.

TPSV: taquicardia paroxística supraventricular.

TV: taquicardia ventricular.

TVNS: taquicardia ventricular não sustentada.

V1 a V6: são as derivações exploradoras do plano horizontal.

VD: ventrículo direito.

VE: ventrículo esquerdo.

VR: vetor resultante.